大学生常见运动伤病防治与体质健康锻炼

付东阁◎著

吉林大学出版社

·长春·

图书在版编目（CIP）数据

大学生常见运动伤病防治与体质健康锻炼 / 付东阁
著 . -- 长春：吉林大学出版社，2022.6
ISBN 978-7-5768-0557-4

Ⅰ . ①大… Ⅱ . ①付… Ⅲ . ①大学生—运动性疾病—
损伤—防治—研究②大学生—身体素质—健康教育—研究
Ⅳ . ① R873 ② G807.4

中国版本图书馆 CIP 数据核字 (2022) 第 174572 号

书　　　名	大学生常见运动伤病防治与体质健康锻炼	
	DAXUESHENG CHANGJIAN YUNDONG SHANGBING FANGZHI YU TIZHI JIANKANG DUANLIAN	
作　　　者	付东阁　著	
策划编辑	殷丽爽	
责任编辑	李欣欣	
责任校对	安　萌	
装帧设计	李文文	
出版发行	吉林大学出版社	
社　　　址	长春市人民大街 4059 号	
邮政编码	130021	
发行电话	0431-89580028/29/21	
网　　　址	http:// www. jlup. com. cn	
电子邮箱	jldxcbs@ sina. com	
印　　　刷	天津和萱印刷有限公司	
开　　　本	787mm×1092mm　1/16	
印　　　张	11.5	
字　　　数	210 千字	
版　　　次	2023 年 1 月　第 1 版	
印　　　次	2023 年 1 月　第 1 次	
书　　　号	ISBN 978-7-5768-0557-4	
定　　　价	72. 00 元	

前　言

体质作为国民素质的重要组成部分，是保证日常活动与劳动能力的基础。体质能较为准确地反映出某一人群某一时期内的身体发育、生理机能以及运动能力等方面的基本情况及变化趋势。对于国家而言，国民体质是体现一个国家人口综合实力的重要标志之一，是国家人力资源的重要保证。而大学生群体是未来社会的中坚力量，他们的体质健康问题是需要我们重点关注的。运动是促进体质发展的主要渠道，但运动是一把双刃剑，运动得当受益匪浅，运动不当有损健康。

然而，运动是把双刃剑，运动得当受益匪浅，运动不当有损健康。在体育训练和比赛中，经常能见到一些运动损伤。如皮肤擦伤、扭伤、挫伤和拉伤。也能见到少数的运动性疾病，如运动性旦白尿、动运性血尿、过度疲劳等上述这些损伤和疾病，如果处理不好，或不及时，将由急性拖延成慢性，由轻度疲劳拖成重度疲劳，从而给训练造成困难，甚至会危及人的生命健康。因此，在大学体育教学中，要加强对大学生常见运动伤病防治的研究，积极探索科学的体育锻炼方针，从而增强大学生体质，培养其良好的运动习惯。

本书共十章，第一章为大学生体质健康的影响因素解读，内容包括生物遗传因素、行为因素和环境因素、营养因素和运动因素；第二章为大学生体质健康与锻炼，分别介绍了大学生体质健康科学锻炼计划的制订、大学生体质健康锻炼对身体各大系统的促进作用，以及大学生体质健康锻炼的营养补充与膳食指导；第三章为大学生常见的运动损伤防治，内容包括运动损伤概论、运动损伤的预防与处理方法；第四章为大学生常见运动损伤的急救，内容包括运动损伤的急救原则、开放性运动损伤和急救、封闭运动损伤和急救、现场电击急救、人工呼吸与胸部心脏按压、出血与止血、绷带包扎方法、关节脱位的临时急救、骨折的临时急救、溺水的急救；第五章为大学生常见运动疾病防治，内容包括过度训练、晕厥、运动性贫血、运动中腹痛、肌肉痉挛、中暑、运动性血尿、运动应激综合征；第六章为运动康复与大学生体质健康研究，介绍了按摩与恢复、大学生体育锻炼的疲劳与恢复策略、大学生运动中常见的生理反应与处理、大学生损伤后的康复运动与恢复；第七章为运动处方与大学生体质健康研究，内容包括运动处方概述、制订运动处方的理论依据与原则、增强大学生心肺功能与综合身体素质的运动处方、大学生体育锻炼的运动处方；第八章为大学生体质健康与心理健康研究，内容包括大学生心理健康概述、大学生心理健康的特征、标准与影响因素，以及高校体育与心理健康互动模式；第九章为大学生体质健康与身体素质锻炼研究，内容包括力量素质锻炼、耐力素质锻炼、柔韧素质锻炼、速度素质锻炼、灵敏素质锻炼；第十章为不同体质大学生群体的体育锻炼指导，内容包括肥胖型大学生群体的体育锻炼指导、强身健体大学生群体的体育锻炼指导、患病大学生群体的体育锻炼指导、体态矫正大学生群体的体育锻炼指导。

在撰写本书的过程中，作者得到了许多专家学者的帮助和指导，参考了大量的学术文献，在此表示真诚的感谢。本书内容系统全面，论述条理清晰、深入浅出，但由于作者水平有限，书中难免会有疏漏之处，希望广大读者予以指正。

付东阁

2022 年 3 月

目录

第一章　大学生体质健康的影响因素解读

大学生的身体健康广义上是指大学生身体健康的基本条件。从狭义上讲，它可以理解为大学生身体健康和运动能力的综合体现。在大学阶段学生展示的是身体发育、生理功能、精神状态、身体健康、运动能力和对环境的适应性，以及相对全面而稳定的抗病状态和水平。本章主要从运动与健康入手，探讨了身体健康与运动的关系，分析了我国大学生身体健康测试计划的实施规则，以及大学生身体健康的影响因素。

第一节　生物遗传因素

遗传是人体发展的先天条件，对人体有着重要影响。《黄帝内经》这样形容我们的先天："以母为基，以父为楯。"所以我们的身体体质必定有着来自父母的遗传，在此可称它为先天禀赋。我们遗传了父母的基因，遗传了他们的生命活力，就不可能不顺带将他们身体内的问题也或多或少地带到自己的身上来。所谓"两神相搏，合而成形"，这话告诉我们这一事实：我们不过是父母的合成体而已，非他即她。父母体质的强弱、身材的胖瘦、肤色甚至是性格、情志，都是影响我们自身条件不可避免的因素，而其中就会有好有坏。另外，中医说："禀气渥则其体强，体强则命长；气薄则体弱，体弱则命短，命短则多病短寿。"所以，我们禀赋的盈弱当然就会在很大程度上影响我们的体质，这叫作先天因素的关键性基础，无可避免。

遗传对体质的影响包括很多方面。据了解，父母双方均不肥胖者，其子女肥胖率为9%；父母中有一方肥胖，其子女的肥胖率为50%；若父母双方均肥胖，则子女肥胖率为70%～80%。目前普遍认为，肥胖症同高血压、2型糖尿病一样，属于多基因遗传性疾病，遗传基因是引起肥胖症的重要因素。

第二节 营养因素和运动因素

保持身体健康需要合理的膳食、均衡的营养和一定量的身体锻炼。从目前国际上人们的物资条件和生活水平来看，物质生活水平呈现不断上升的趋势，收入逐渐出现剩余，当收入宽裕时，人们更多追求吃得更好穿得更好。现阶段大鱼大肉的生活方式已经成为很普遍的社会现象，食用转基因油、食用化肥农药过量的蔬菜食物。在竞争激烈的社会环境下，越来越多的人工作时间长，工作压力大，长期坐在办公室内，缺乏运动。在这样的环境下长期生存会造成肥胖、脑血栓、脑出血等现代文明病的出现。人们在注重个人收益的同时，也应该时刻关注个人健康，每周安排一定时间参加体育活动，进行一定量的身体锻炼，达到强身健体、提高身体素质的目的。

一、营养因素

营养水平是衡量社会物质生活条件的重要指标。合理的营养，良好的人文环境和社会制度以及完善的医疗体系是提高身体素质的有效保证和关键因素。

1. 合理膳食

民以食为天，合理的膳食很重要。合理膳食、均衡的营养搭配不仅能使人控制体重，保持身材，降低心血管疾病等文明病的发生率，也能使消化道、食道功能得到适当的保护。

了解自我的体质状况，根据个人体质选择饮料食物。尽量少饮用碳酸饮料，尽量食用绿色蔬菜食物。

2. 戒烟限酒

吸烟有害健康。当今很多年轻人因吸烟、酗酒造成提前衰老，心脏功能衰竭，肺功能下降等问题，各种疾病频繁出现。

适量饮酒有促进血管流通的作用。在日常生活中，适当选择饮用一定量的白酒对身体有好处，红酒有养颜的作用，女性每天选择饮用少量的红酒能使皮肤红润有光泽，但应注意适量，过量饮酒是不健康的生活方式。

二、运动因素

这里提到的运动因素就是人们所说的体育锻炼。体育锻炼是指通过将各种形式的体育手段与周围环境和卫生因素相结合而进行的旨在增强体质、娱乐身心和预防疾病的体育活动过程。

体育运动是增强体质、促进健康最有效的手段。体育运动能促进血液循环，减少血液垃圾的堆积，能有效抑制心脑血管疾病的发生。长期坚持参与有氧运动对身体健康的效果比吃保健品更为显著。

快走、慢跑、养身导引术、太极拳、健身瑜伽等都是很有效的健身方式。其中快走、慢跑、太极拳等成本低，运动场所不限，适于任何群体参与，而且动作无难度，易学，容易找到同伴。

第三节　行为因素和环境因素

一、行为因素

（一）促进健康的行为

促进健康的行为要稳定，通常需要持续一段时间。在现实生活中，促进健康行为主要表现在健康行为（例如积极参与体育锻炼）的形成和巩固以及健康危害行为（例如戒烟等）的抑制或减少。促进健康的行为可进一步分为：①促进健康的日常行为，例如均衡饮食和适当运动。②进行预防接种、定期身体检查等保健行为。③摆脱不良习惯，如戒烟，避免饮酒和吸毒。④预警行为，例如在汽车上系安全带，在事故中自助以及进行其他营救。

（二）危害健康的行为

危害健康行为是指一系列相对确定的行为，这些行为偏离了个人、他人和社会的健康预期方向。危害健康的行为的主要特征是：首先，行为对自身，人们和整个社会的健康具有直接或间接、明显或潜在的有害影响。其次，该行为对健康的危害相对稳定，即对健康的影响具有一定的强度和持续时间。最后，该行为是个人在所获得的生活经验中形成的。

二、环境因素

（一）自然环境

一方面，人类从环境中摄取空气，水，光和其他必需的生命物质，以形成身体成分或产生能量；另一方面，人体排泄的各种废物在环境中会发生许多变化，从而再次形成营养。

地理生长环境，这也是一个不容人去选择或者说类似于先天遗传的因素。世界之大，地理分布各有不同，都有可能影响一个人的体质形成。《黄帝内经》曾根据不同地方的水土性质、生活条件还有气候做过详细的研究，它认为世界之大可被分为东、西、南、北、中5个地区，而这5个地区的人在体质上各有不同。我们经常说北方人壮实、高大，腠理致密；南方人则体形相对弱小一些，腠理相对疏松。这都是气候与饮食习惯的共同作用。气候影响人的体质，中医多认同"人禀天地之气以生，故其气体随地不同"的说法。

（二）社会环境

社会环境从来没有一个公认的特定的定义，不同的学科对社会环境有着不同的定义。在心理学上，宏观上将社会环境定义为整个社会存在与社会意识，认为社会环境对于个体来说是纯粹客观的，不同的个体均处于同样的社会环境之中。按要素性质可将社会环境分为物质环境、生物社会环境以及心理社会环境；按功能可将社会环境分为聚落环境、工业环境、农业环境、文化环境以及医疗休养环境。也有人认为社会环境包含五大子系统，即自然系统、人口系统、文化教育系统、经济政法系统以及社会风尚和社会方式系统。由于社会环境的分类繁多，对社会环境的不同分类也是基于不同的学科基础和研究对象，故分析其对大学生心理健康的影响需选定一个特定的分类，这个分类要概括和青少年心理健康有密切关系的社会环境。社会环境对大学生心理健康的影响是多方面的，不同的社会环境对大学生也有着不同的影响，对这些社会环境进行概括，可概括为家庭环境、学校环境、社会生活环境以及同伴群体环境四大类。

家庭环境方面，要营造良好的家庭环境氛围，改善父母的教养态度，宣传民主型等有益的教养态度，促进父母与子女的沟通交流，使父母与子女了解双方各自的需要，从而能从各自的需要出发处理双方的关系；应加强社会各界对离异家庭子女的关爱，重视其心理健康发展，为离异家庭子女提供心理咨询，同时父母也应做好工作，努力为子女提供一个正常的家庭环境；应该提高父母的综合素质，为子女树立好的行为榜样，潜移默化地引导子女心理向好的方向发展。

学校环境方面，要加强教师队伍建设，提高教师队伍的综合素质，提高教师的道德水准和知识水平，为学生提供良师；加强学生的思想品德和心理健康教育及辅导，帮助学生树立正确的交友观，为学生人际交往等提供良好的环境和问题解决机制；完善校园文化环境建设，营造积极健康向上的校园文化氛围，拓展校园文化的广度和深度。

社会生活环境方面，要取缔非法的娱乐组织如黄色书摊、情色歌舞厅等，扶持健康的娱乐场所和学习场所如书店、体育运动馆等；净化社会风气，加大力度打击违法犯罪行为，严厉惩治不道德行为，大力宣传道德模范及其先进事迹，为学生创造良好的社会生活环境；引导媒体进行积极准确的信息传播，严厉打击造谣与传播谣言的行为。

同伴群体环境方面，要了解学生周围的同伴群体的基本情况，判断哪些是有益的同伴群体，哪些是有害的同伴群体；对有益的同伴群体采用引导、扶持的方式，使其健康发展，传播健康向上的群体文化，继续发挥促进青少年心理健康的作用；对有害的同伴群体采用弱化甚至取缔的方式，减少其对学生的影响。

第二章 大学生体质健康与锻炼的研究

第一节 大学生体质健康科学锻炼计划的制订

一、制订大学生身体健康科学锻炼计划的步骤

（一）健康检查

1. 最近检查

最近的检查包括安静和负载两种状态。检查时间是实施锻炼计划之前的 2 个月。检查的目的一方面是检查身体是否患有某种疾病，另一方面是检查运动负荷能力。

2. 检查潜在疾病

通过医生的咨询和技术检查，可以检查出是否患有心脏病、哮喘、贫血、甲状腺肿、肝病、水肿等疾病。

3. 临床检查

"临床检验"是指为了客观掌握人体的健康状态及发病原因、病情发展程度所使用的各种医疗手段。例如，在体检时实行的验血、验尿、心电图测试、血压测试等。随着病理学的发展，发病原因及病情发展状态与身体各部位表现出的各种症状的紧密关系越来越明朗化。测定技术的发展，使微量元素及特殊成分的检验得到了实现，而光学技术的发展，使人体内部的详细观察成为可能。不仅如此，随着机电一体化和计算机软件的进步和发展，现在，临床检验装置正向着高速化、样品处理大量化的方向不断进化，支援着全世界的医疗事业。另外，在自己家中

就可以使用的检验装置和检验药剂等也相继被商品化，使简单的健康管理、疾病的早期发现成为可能。临床检验大致可以分为两类。一类是，诸如心电图测试、血压测试、内窥镜检查、脑电波测量等可通过测试从人体直接获得信息的检验，叫做"生理机能检验"。另一类是，通过血液、尿、便、脑脊髓液等身体的一部分及人体分泌物等来获得信息的检验，叫做"样品检验"。

4. 做出判断

通过上述医疗检查，医生可以判断是否可以运动。判断可分为以下四种情况：

（1）可以从事任何体育锻炼；

（2）禁止进行某些体育锻炼；

（3）与医生讨论，可以认真进行某些体育锻炼；

（4）通常，禁止进行激烈的运动。

（二）体能测验

体能测试是对人体形状结构，生理功能，体能等反映人体质量的相关指标的检测和评估。通过体能测试，可以了解自己的身体在形状结构，生理功能，体能等方面的优缺点，这是有针对性地选择运动内容的良好指南。

（三）制订运动计划

1. 确定运动目标

运动目标是具有不同身体健康状况、身体健康水平和运动需求的个人在进行体育锻炼时指定的目标。在旨在改善健康状况和增强体质的运动计划中，还存在不同的情况：一些人进行运动以提高整体耐力水平（有氧运动能力），一些人进行运动以提高身体的力量水平，有些人进行运动以减重。有些人为了治疗某种慢性病而运动，这些都属于运动目标的范畴。对于大学生来说，在多项运动目标中，重要的是提高身体力量和耐力水平。参加体育锻炼时，重点是增强体质，而不必单纯追求运动技能的提高，这显然不同于职业运动员的目标。

2. 选择运动方式

对于大学生而言，健身并不是一项很简单的很随意的消费。大学生没有固定的经济来源，同时平时要上课，空闲时间有限。那么如何才能让自己将有限的健身投资利益最大化呢？

操场是我们不能错过的跑场，每天坚持 30 分钟跑步，可以提升我们的心肺功能，强化下肢力量，提高下肢的灵活性。从慢跑开始训练，我们的心肺功能才能适应更强的运动项目。慢跑坚持 3~4 周后，可以尝试"慢跑＋快跑"结合的训练，进一步提升身体的爆发力跟体能耐力。

我们可以利用这些器械进行力量训练，单杠可以进行引体向上训练，而双杠可以进行双杠臂屈伸训练。

可以先从俯卧撑动作跟直臂悬挂进行训练，每次坚持到力竭，进行 5—6 次，可以逐渐提高上肢的力量，强化肌群，这时再尝试引体向上跟双杠臂屈伸。

进行燃脂操训练，可以从高抬腿、开合跳、俯卧登山、平板支撑、深蹲、箭步蹲、波比跳等动作入手，每个动作 20 秒，间歇 20~30 秒，重复 20 分钟左右，就能提高体能素质，达到燃脂塑形的目的。

3. 确定运动强度、运动时间和频率

处于心血管疾病发作期的患者不适合运动。比如，心绞痛患者、冠状动脉异位开口（如右冠状动脉异位于左冠窦）患者、失代偿性心力衰竭患者、重度主动脉瓣狭窄患者、梗阻性肥厚型心肌病患者以及一些进行运动就会诱发症状的患者。总体的原则就是，在疾病的缓解或康复期，如果适量运动不会加重心脏病症状，即可做适量运动。

运动时间的选择

心血管病患者可以从短时运动开始，如每次 5~10 分钟，随着耐力的建立，可逐渐增加时长，以不感受到心脏的不舒服为标准。

运动强度的选择

时长选择还要配合强度的选择，许多心血管病患者都不适合剧烈的运动，因剧烈运动可能会造成原有疾病的加重，诱发缺氧、缺血、心绞痛、心力衰竭等情况，所以选择中等强度的运动即可。同时，强度配合时长，以运动后心率为（170-年龄）为宜，心率不宜过高，以免加重心脏负担。

活动强度可以通过在食指和中指的两条脉搏数来测量，人们能够通过脉搏的跳动强度预测出活动的强度。

自己检查活动强度最简便的方法是测量脉搏数。因为把握了平常的脉搏数，所以能够通过运动后一分钟的脉搏数简单快速地判断出活动强度。

首先测量安静时的脉搏数。从起床起来之前，把食指和中指放在被测量的大拇指一侧的动脉上，测量一分钟的脉搏数。为减少误差，尽量参考一分钟的脉搏数或者三十秒的二倍的值。另外，由于每天的情况不同，脉搏数也会发生变动，花费三天到一个星期的时间来测定的指标比率比安静时测定的脉搏数的平均值更加真实。没有运动习惯的人，测量一分钟的脉搏数也能大概地测定出活动强度。

由于个人之间的差别，据说能够"一边运动一边会话的比率强度"的人的脉搏数大约在每分钟 100 至 120，作为活动强度的一个大致目标。

比方说，判断一个三十五岁的女性为了维持健康应该进行的活动强度，对一分钟脉搏数的计算方法是（220-35）×0。5-0。6=92。5-111。在这个范围内做的活动是在维持健康的前提下进行的活动强度的大致目标。当脉搏数上升并且体重减轻的时候，不能保持肌肉力量的平衡，这个时候可能就达不到维持健康比率的活动强度。

每天做大约十分钟的活动加上日常的悠然自得的行走也是可以的！

正如人们认为的那样，在某一个特定的时间有必要进行行走或跑步等有氧活动，但是考虑到大家的运动量，即使进行大约十分钟的运动也是有效果的。在跑步的中途停下来步行，一边走，一边慢慢地跑，这样的动作反复进行，如果是在坡道上的话，走路的方法也是可以的。要根据个人的身体状况进行活动，不可以超出身体所能承受的活动强度。通过增加日常生活的活动量能够增加人们的运动量。根据自己的身体状况设定适合自己的运动量，健康地度过每一天。

二、制订大学生身体健康科学锻炼的具体计划

（一）改善心肺适应性的运动计划

1. 热身

（1）全身 1~3 分钟的放松运动（或有氧运动等活动）。

（2）步行 1~3 分钟，将心率控制在比安静水平高 20—30 次 / 分钟。

（3）伸展运动 2~4 分钟（上下肢，躯干，锻炼方法可以随意选择）。

（4）慢跑 2~5 分钟，然后逐渐加速。如果选择跑步以外的锻炼方法，请按照上述步骤操作，同时将步骤（2）和（4）替换为相应的活动。

2. 锻炼核心内容

随着训练水平的提高，肺通气也相应增加，促进了肺部发育，肺泡的弹性和通透性增加了，这更有利于气体交换。并且组织中的氧气利用也是可能增加的，这种增加通过呼吸差异的增加来体现（最大吸气时胸围与最大呼气时胸围之间的差异就是呼吸差），安静时呼吸速率会减慢。同时，由于呼吸与运动之间更好地协调，在定量工作中，呼吸功能显示出节约现象，可以长期保持工作能力，并且具有较大的功能储备，可以适应和满足需求。

3. 组织活动

如果在夏季进行更大强度的锻炼并延长锻炼时间，那么尿量就会减少。另外，在运动过程中排空膀胱或保留尿液会对膀胱结构产生一定影响，建议保持适度的尿量。身体锻炼和营养保健是与大学生身体健康息息相关的两个重要因素。在体育锻炼中，体内物质和能量的消耗显著增加，并且过度补偿作用显著。

（二）增强肌肉力量的锻炼计划

注意营养和卫生，确保营养供应充足，对提高体育锻炼效果具有重要意义。不注意营养卫生或不遵守饮食系统规律会影响营养素的正常供应和吸收，不仅使体育锻炼无法达到预期效果，而且还会影响运动能力甚至危害人体健康。因此，体育锻炼与营养和卫生密不可分。

1. 锻炼程序中用以增强肌肉力量的各个阶段

（1）初期

避免在计划开始时举起最大重量。过大的重量会增加肌肉和关节受损的风险，而较轻的重量（最大重复次数为 12—15 次的负荷）不会导致肌肉过度疲劳。如果最初选择的重量可以轻松自如地重复 12 次，则重量可以相应增加；如果锻炼者不能重复动作 12 次，则重量过大，应适当减少。初始阶段的持续时间取决于医生最初的判定，通常为 1~3 周。初学者需要 3 周的时间才能开始学习该阶段，接受基础培训的人可以相应地缩短此阶段。

（2）成长阶段

进行初步的力量锻炼后，如果在此阶段肌肉可以适应负荷，则可以逐渐增加重量，增加的重量可以确保提升 6 到 8 倍的性能。当肌肉力量得到改善时，负荷可以增加，直到练习者达到目标为止。这个阶段的练习一般是每周 3 次，每个练习是 3 组，每组是 6—8 次。

（3）维护阶段

如果在力量运动中停止练习，肌肉获得的力量自然会减弱，因此需要长时间连续保持。保持阶段的功率负载应小于已经获得的功率负载。研究表明，力量增加后，每周进行一次锻炼即可保持肌肉的原始生长水平。如果不进行力量训练，则 30 周后，原始生长水平将完全消退。

2. 力量锻炼的注意事项

（1）力量训练的安全提示

①进行负重运动之前要做好充分的准备，防止运动过程中受伤。

②使用杠铃练习时，教练必须在附近陪伴以保护自己。

③必须固定好用于练习的杠铃和其他设备，防止零件滑落并伤害他人。

④进行负重运动时，应避免屏住呼吸，抬起时呼气，放低时吸气。可以使用口鼻混合呼吸。

⑤在进行快速或缓慢的举重运动哪个更好方面仍有争议，但是缓慢的举重可以减少伤害的发生。

（2）热身和放松

在每次训练之前和之后，都要有热身和放松两个阶段，这两个阶段可以让你的健身更安全、更有效。

①热身（也就是准备活动）

热身，一般是指用小强度的有氧健身来使自己的身体渐入佳境，体温慢慢升高，心率提高，呼吸匀速变快，血液循环也更迅速，这样氧和养料就会被输送到心脏和肌肉，为你的运动做好准备。热身活动目的达到的一个重要标志就是身体开始微微出汗。热身的时间 5～10 分钟就可以了，天冷时，热身时间要长，并多穿些衣服。

有很多人为了节省时间，不热身就直接进入高强度的有氧训练，如果这样的话，由于心血管系统和肺部还都没有进入状态，体温也比较低，肌肉的柔韧性不好，就很容易造成损伤。另外热身之后再运动，感觉也会好一些，运动时间也可以更长。换句话说，不热身就运动，你更容易疲劳。

②放松

放松与热身有同样的作用，在运动中，血液循环加快，血液的量也增加了，特别是四肢部分。如果马上停止运动，血液会囤积在下肢而给心脏造成多余的负担，严重时会影响到大脑供血，甚至出现眩晕和头昏的情况。所以运动目的达到后应该有5~10分钟的放松，也就是逐步降低运动强度，慢慢地恢复到安静状态。

（3）练习时呼吸

①胸式呼吸：完全用胸部控制气息，气吸到肺里后，由胸部向外挤压，这样，吸气量不能达到最大值，气流不稳定，气息也不能持久，身体易感疲劳，这种方法不好控制气息，也有损健康，所以一般不提倡采用胸式呼吸方法。

②腹式呼吸方法：吸气时将横膈肌下沉，尽量扩大腹部与腰部，民间说法叫做"气沉丹田"，呼气时，丹田要绷住劲，一点一点均匀地将气呼出，经过反复练习，这种呼吸方法是能够掌握的。腹式呼吸能有效地控制气流，均匀地将气呼出，还可根据音乐需要增加或降低气流强度，做出强弱变化和腹颤音效果，是一种正确的呼吸方法。

③胸腹式联合呼吸法：吸气时胸部、肋部、腹部、腰部同时向外扩张，最大限度地将气吸入，这样肺吸入的空气量比前两种方法都要大。

采用胸腹式呼吸时，整个呼吸肌肉组织联合工作，呼吸肌肉所承担的负荷分布得非常均匀，这样，呼吸肌肉不易感到疲乏。

（4）合理安排练习计划

安排训练计划，对于训练的周期目标是什么要清楚，可以通过强度、量、时间、方法等来控制，将流程安排好。

（5）避免运动过度

身体健康科学锻炼应注意安全，最重要的要点之一就是要注意身体发出的警告信号。这些信号通常是由大量运动或对身体某个部位的反应引起的，即使是专业运动员，也可能由于过度训练而造成意外伤害。力量运动的警告信号通常指的是：运动后，肌肉感到酸痛僵硬，这种感觉直到下一次运动才消失。解决方法是延长两次运动的间隔时间，让肌肉休息。所以在"突破极限"这个概念当中，对于一个普通运动爱好者或者老百姓来讲，我们还是需要有一定的基础量。现在很多人太注重于单纯的有氧训练，喜欢去跑步，去参加一些比赛的足球篮球训练，但是其实我们大多数人骨骼的力量、肌肉的稳定性、本体感觉和平衡能力，还是远远不够。

第二节　体质健康锻炼对身体各系统的影响

一、体育锻炼对运动系统的影响

（一）对骨骼的影响

骨的结构与功能。骨相互连接构成人体的骨架，具有新陈代谢及生长发育的特点，并有破坏、改造、他伤愈合、修复再生的能力，人体骨骼的形态结构完善而复杂、坚固而灵活。正常成年人共有 206 块骨，其中头颅骨 29 块、躯干骨 51 块、上肢骨 64 块、下肢骨 62 块。人体骨骼按其形态可分为长骨、短骨、扁骨和不规则骨。长骨包括骨体、骨干和两端（骺），骨体位于中间，较细，多呈管状，两端膨大，长骨主要分布于四脚的淳离部分；短骨一般呈立方形，主要分布于手腕和脚腕；扁骨呈板状，面积较大，薄而坚固，主要分布于颅盖；不规则骨的形态各异，多分布于躯干和头颅等处。

骨的功能具体表现为：（1）支持负重。骨与骨连接成骨骼。构成人体的支架，具有支持人体局部和全身重量的作用；（2）运动杠杆。骨在肌肉收缩时被牵拉，绕关节转动，使人体产生各种运动，起着杠杆的作用；（3）造血功能。骨髓内的网状细胞是比较幼稚的细胞，它经过分化可以变成血细胞；（4）保护功能。骨围成的腔隙，保护人体的重要器官。

1.体育锻炼对骨的良好影响。人体长期从事体育锻炼，可以改善骨的血液循环，加强骨的新陈代谢，使骨径增粗，肌质增厚，骨质的排列规则、整齐，并随着骨形态结构的良好变化，骨的抗折、抗弯、抗压缩等方面的能力有较大提高。人体进行体育锻炼的项目不同，对人体各部分骨的影响也不同。经常进行以下肢活动为主的项目，如跑、跳等，对下肢骨的影响较大；而进行以上肢活动为主的项目，如举重、投掷等，对上肢骨的影响较大。体育锻炼的效果并不是永久的，当体育锻炼停止后，对骨的影响也会逐渐消失，因此，体育锻炼应经常化。同时，体育锻炼的项目要多样化，以免造成骨的畸形发展。

2.运动对骨形态的影响。长期、系统科学的运动会对骨的形态结构产生深刻的影响，这些影响主要体现在骨的形态学适应性变化。1884年伍尔夫（Wolff）在他的论文中提出了"骨变换定律"即后来著名的"Wolff定律"。该定律认为骨的外形及其内部空隙度、矿物质含量、结构排列等经常因其所受力而改变。长期接受运动刺激的骨骼其骨密质增厚，骨径变粗骨面肌肉附着处明显突起，骨密度增加，骨小梁的排列按张力和压力的变化更加清晰、规律，从而在形态结构上产生良好的适应性变化，随着形态结构的改进，使其抗折、抗压。抗扭转方面的性能都有所提高。而制动则会引起骨钙、磷流失，骨强度下降。此外，由于运动的影响骨的新陈代谢加强，血液循环得以改善，使骨变得更加强壮和坚固。

3.运动对骨折康复的影响。运动可减少骨量的流失，避免再次骨折。适量的运动可以刺激骨痂生长，有利于加速骨折的愈合。

（二）对关节的影响

体育锻炼对关节的影响。科学、系统的体育锻炼，既可以提高关节的稳定性，又可以增加关节的灵活性和运动幅度。体育锻炼可以增加关节面软骨的厚度和骨密度，并可使关节周围的肌肉发达、力量增强、关节囊和韧带增厚，从而使关节的稳固性加强，能承受更大的负荷。在加强关节稳固性的同时，由于关节囊、韧带和关节周围肌肉的弹性和伸展性提高，关节的运动幅度和灵活性也大大增加。总之，经常参加体育锻炼可以增强人体活动能力，促进运动系统机能的提高。

关节的结构与机能。骨与骨之间以结缔组织相连，构成骨联结，通称为关节。按照关节的结构和活动情况，可将人体全身的关节分为不动关节、动关节和半动关节，人们一般所说的关节常指动关节。构成关节的主要结构为关节面、关节囊和关节腔。（1）关节面。关节面是指形成关节的两个相邻部位，其表面覆盖一层关节软骨，多数关节面的软骨为透明软骨，可减少相邻两关节之间的摩擦，并有缓冲震动和减轻冲击的作用。（2）关节囊。关节囊为附着在相邻关节面周围及附近骨表面的结缔组织囊，内含血管和神经等。关节囊的外层称为纤维层，对关节起加固作用；关节囊的内层为滑膜层，可分泌少量透明的滑液，在关节面之间起润滑作用，以减少摩擦。（3）关节腔。关节腔是由关节囊和相邻骨关节面软骨共同围成的封闭腔隙，关节腔内的压力较大气压低（此现象称为负压），负压对加固关节起着非常重要的作用。除关节的主要结构外，还有关节的辅助结构，这些辅助结构包括滑膜囊、滑膜襞、关节内软骨、关节韧带等，它们主要对关节起加固、保护和减少摩擦等方面的作用。

（三）对骨骼肌的影响

体育锻炼可以使肌肉体积增大。举重、健美等力量性项目运动员的肌肉块明显大于一般人，这说明体育锻炼对肌肉体积的影响非常明显，一般只要进行力量训练就可以使肌肉体积增大，而且练哪部分肌肉，哪部分肌肉的体积就增大。

肌肉力量与肌肉的横断面积成正比，肌肉体积增加，力量也相应增加，而且体育锻炼增加肌肉力量的效果也是非常明显的，数周的体育锻炼就会引起肌肉力量的明显增加。

骨骼肌缩短产生运动，收缩产生的力是拉力而非推力。然而，某些特殊情况下，例如"爆破音作用于耳"时鼓膜膨出以便平衡其两侧的空气压力、肌静脉泵等现象，都与肌肉收缩时肌腹膨胀的效应有关。

大部分骨骼肌能使骨骼运动，然而也有一些肌肉运动身体的其他部分如眼、口唇和头皮。口轮匝肌围绕在口的周围，在发音和吸吮中发挥着重要作用。舌虽无骨和关节，舌骨仅构成其基底部分，却也能运动。

骨骼肌的结构和生理特性。人体的骨骼肌共有600多块，骨骼肌重量约占体重的40%，其中四肢肌肉重量约占整个肌肉重量的80%。每块肌肉一般都可分为肌腹和肌腱两部分，肌腹一般位于肌肉的中部，主要由肌纤维（即肌细胞）和血管、神经等组成。肌纤维具有收缩功能。人体的肌纤维又可分为红肌和白肌两种，红肌的收缩速度较慢，耐力较好，可维持长时间的收缩；白肌的收缩速度快，力量大，但容易产生疲劳。肌腱由致密结缔组织、神经纤维和毛细血管等构成，肌腱的韧性很大，能产生强大的牵拉力并将力传递给骨，肌肉借肌腱附着于骨。肌肉的生理特性包括兴奋性、传导性和收缩性。肌肉对内外环境刺激产生兴奋的能力称肌肉的兴奋性。肌肉在其收缩前，先产生兴奋。在一定生理范围内，肌肉的兴奋性越高，肌肉收缩时产生的力量就越大。肌纤维某一点产生兴奋后可将兴奋传播至整个肌纤维，这种特性称为肌肉的传导性。肌肉接受刺激产生兴奋后，可使肌纤维收缩，这一特性称为肌肉的收缩性，肌肉的收缩过程非常复杂，简单地说肌肉的收缩是肌肉蛋白质相互作用的结果。

二、体能锻炼对消化系统的影响

（一）适度运动对消化系统的影响

1. 经常参加体育锻炼，体内物质能量消耗较多，运动后必须靠加强消化、吸收活动来补充。这时消化腺分泌消化液增多，消化管道的蠕动加强，因此提高了胃肠的消化和吸收能力。

2. 运动时，呼吸加深加快，膈肌大幅度的升降活动以及腹肌的收缩和舒张活动，对胃肠起到按摩作用，消化系统的血液循环得到改善，也能增强胃肠的消化能力。

3. 体育锻炼使人的食欲增加，消化能力提高。

4. 如果运动时间安排不当，血液重新分配，对消化系统的消化和吸收功能产生不良影响。

5. 体育锻炼时，如果运动量和运动强度等掌握不合适，出现过度疲劳的状况，那么就有可能影响肝的正常功能。

（二）过度运动对消化系统的影响

有研究发现，在一些大强度的运动训练及比赛中，运动者可能出现腹泻、腹痛、呕吐、恶心和吐酸水等胃肠症状，运动强度大也有可能导致便秘。运动医学中将这种由运动引起的胃肠系统功能紊乱现象称为运动性胃肠综合征。其发病率与从事的运动项目、运动强度和运动持续时间等因素有关。对于普通健身爱好者来说，不会有这么大的运动强度以及比赛时的精神紧张，所以极少出现运动性胃肠综合征。

三、体育锻炼对神经系统的影响

（一）对神经元的影响

适当的体育锻炼可以加速神经元核糖体的形成，增加其数量，并促进蛋白质的合成。神经元的尼氏体由粗糙的内质网和游离核糖体组成。游泳训练后，脊髓前角运动神经元的尼氏体密集分布并积累，而未经训练的则没有这个变化。高强度游泳后，豚鼠脊髓前角的运动神经元尼氏体立即收缩并减少，72 小时后，经过训练的豚鼠的尼氏体显示恢复，而未经训练的豚鼠则未恢复。适当的体育锻炼还可以增加运动神经元的线粒体数量，使线粒体的胀裂更密集，并提高运动神经元的线粒体能量供应能力。

（二）对脊髓和大脑的影响

经常从事体育锻炼，对神经系统的形态、功能会产生不同程度的影响。

1. 体育锻炼能促进神经系统的良好发育

（1）大脑神经细胞的发育明显变好。（2）经常进行左右手臂屈伸练习，能加速大脑对侧半球语言区的成熟肢体肌肉运动，有助于大脑神经细胞的生长发育。

2. 体育锻炼能提高神经系统的功能

（1）可使运动分析器的敏感度提高，如球类运动员对球的感觉，体操运动员对器械的感觉，游泳运动员对水的感觉，等等。经常参加体育锻炼，可以促进神经系统功能的改善和发展，增强兴奋与抑制过程，提高神经活动的均衡性与灵活性，有利于大脑皮层神经细胞工作能力的提高和智力的发展。体育锻炼能改善神经系统的调节功能，提高神经系统对人体活动时错综复杂的变化的判断能力，并及时作出准确、迅速的反应。此外，运动对神经系统的良好影响还在于它是一种积极的休息。当经过较长时间的脑力劳动，感到疲劳时，参加短时间的体育运动，可以转移大脑皮层的兴奋中心，使原来高度兴奋的神经细胞得到良好的休息，同时又补充了氧气和营养物质。而脑组织所需氧气和营养物质的供给又完全依赖血液循环、呼吸和消化系统，体育锻炼在很大程度上改善了这些系统的功能，提高了它们的工作效率，从而促进脑血液循环，改善脑组织的氧气和营养物质供应，使脑组织的工作效率显著提高。神经系统在机体其他系统的配合下，构成了神经——体液调节系统。它是人体全自动控制系统的中枢，主要负责维持人体的稳定状态。经常参加体育运动，可以使这一系统得到锻炼和加强，使中枢神经系统对兴奋和抑制的调节能力更趋完善，从而进一步活跃全身各个系统和器官，使它们的活动更加协调，工作效率提高，对外界刺激的反应更加迅速、灵敏，以适应外界环境的变化并增强抵抗各种疾病因素的能力。

经常参加体育锻炼可以改善和提高神经系统的反应能力，使之思维敏捷，调控身体运动更准确协调。神经系统的主导部分大脑虽然只占人体重的 2%，但是所需要的氧气是由心脏总血流量的 20% 来供应，比肌肉工作时所需的血流量还要多。进行锻炼，特别是到大自然中去锻炼，可以改善神经系统尤其是大脑的供血、供氧情况，从而一方面可以使中枢神经系统及其主导部分大脑皮层的兴奋性增强，抑制加深，抑制兴奋更加集中，改善神经过程的均衡性和灵活性，提高大脑皮层的分析综合能力，以保证机体对外界不断变化的环境有更强的适应性。另一方面，体育锻炼可以改善和提高中枢神经系统对身体内部各器官、组织的调节能力，使各器官、组织的活动更加灵活、协调，机体的工作能力得到提高。

（2）经常参加体育锻炼能有效地消除脑细胞的疲劳，提高学习和工作效率。神经系统由神经细胞构成，其活动是依靠神经细胞的兴奋、抑制过程不断相互转化、相互平衡来实现的。例如，我们看书学习是由有关思维和记忆的大脑皮质细胞在外界书籍刺激下引起兴奋来完成的。那么，在一定的强度下，经过一段时间，就会随着细胞本身的能量消耗和长时间处于兴奋状态而产生疲劳，如出现头晕脑胀、看书效率降低等现象。出现这种现象，实际上就表明，相应的细胞需要休息，才能消除疲劳、恢复机能。

四、体育锻炼对心血管系统的影响

（一）对心脏的影响

1. 对心脏宏观结构和功能的影响

体育运动可以改善心血管系统的机能，使心率减慢，心肌收缩力增强，从而可以使心脏每搏输出量增加，使没有开放的微血管开放，改善心脏的微循环。体育运动还能够反射性地引起冠状动脉血管的扩张，增加心肌毛细血管的数量，改善心肌缺血状况。另外体育运动还可以降低血脂、血压和血糖，对预防动脉硬化有很好的帮助。

2. 对心脏的微结构和功能的影响

（1）对心肌物质的影响

心率与每搏输出量是反映心脏功能的一项重要指标。大量研究表明体育锻炼可使运动员安静时心率变慢，这主要是因为控制心脏活动的迷走神经活动加强而交感神经减弱，是对运动的一种良好适应，降低了心脏在安静状况下的能量消耗。

长期参加体育锻炼可使肌纤维增粗、心室壁增厚、肌纤维内 ATP 酶活性提高，心肌肌浆网对钙离子的贮存释放和摄取能力提高，这些因素都使心肌收缩力增强，使心脏每搏输出量增加。每搏输出量的增加是心脏泵血能力增强的表现。

（2）对心肌间质组成的影响

心肌耗氧量指心脏每分钟消耗的氧的毫升数，是与心脏做功成正相关的，主要受心率、心脏收缩力等值的影响。众多研究表明，心肌耗氧量对于老年人和有心脏病的患者具有重要意义，经常参加体育锻炼的老年人的心肌耗氧量要低于不锻炼的老年人。但与运动对健康年轻人的心肌耗氧量的影响相关的研究很少。由于心肌耗氧量与心率呈正相关，可知经常参加体育锻炼可以降低心肌耗氧量，减轻心脏负担。

（二）对血管的影响

血压是血液对血管壁的侧压力，血压对血管有重要影响，特别是舒张压对冠状血流的影响，直接影响到心脏的功能。当心脏处于收缩期即心肌收缩时，肌肉中的血管受到挤压，使血流量减少，因此心脏的冠状动脉血流在心脏舒张期才能达到最大。运动时心肌的需氧量是安静时的五六倍，如果安静时舒张压偏高，那么一旦进入运动状况或其他应激状态，舒张压就会持续升高，此时供给心脏冠状动脉的血流将会受到影响，造成心脏相对性缺血。

平均动脉压是指整个心动周期内各个瞬间动脉血压的总平均值。由于心脏的收缩期比舒张期短，所以平均动脉压的数值较接近舒张压，平均动脉压能够比较准确的表示心脏射血所提供的推动血液流动的压力。安静状况下经常参加体育锻炼的人的平均动脉压比不参加体育锻炼的人要低。平均动脉压在安静情况下较低，是对体育锻炼的一种良好的适应性表现，平均动脉压低可以减轻心脏负担。

总周阻力是反映血管阻力状况的指标，主要指小动脉和微动脉产生的阻力。

研究表明经常参加体育运动的人的总周阻力要低于不锻炼的人，总周阻力低有助于组织、器官得到更多的血液，加快细胞的新陈代谢。

血管弹性扩张系数指心脏收缩排血时动脉弹性扩张的程度，动脉可扩张性和弹性具有缓冲动脉血压变化的作用，即减少脉压的变化，其值在短时间内不会变化，青年时不会有明显的差异，但老年时，由于动脉管壁中弹性纤维变性，主动脉和大动脉口径变大，容量也增大，而可扩张性和弹性变小，作为弹性机器的作用减弱，动脉血压波动大。而长期体育锻炼对保持血管弹性有重要作用，因此年轻时要注意养成良好的锻炼习惯，防止血管过早老化。

五、体能锻炼对呼吸系统的影响

定期锻炼身体的大学生，呼吸器官的结构和功能将发生很好的变化。主要表现是肋骨发达和胸围增大，这不仅增加了肺部废气的排出量，而且还为肺部提供了更多的气体填充空间。运动可以逐渐发展呼吸肌并增强其力量。由于膈膜的收缩和松弛的过程增加，肺活量也随之增加，特别是对游泳和划船运动的运动员，肺活量的增加尤其显著。随着训练水平的提高，肺通气也相应增加，促进了肺部发育，肺泡的弹性和通透性增加，这更有利于气体交换，并且组织中的氧气利用也是可能的。这种增加通过呼吸差异（最大吸气与最大呼气之间胸围的差异就是呼吸差）的增加来体现，安静时呼吸速率会减慢。同时，由于呼吸与运动之间更好地协调，在定量工作中，呼吸功能可以显示出节约现象，长期保持工作能力，并且具有较多的功能储备，可以适应和满足需求。体育锻炼对呼吸系统有许多影响，科学上适当的体育锻炼对呼吸系统有益。

六、体能锻炼对泌尿系统的影响

体能锻炼对大学生的泌尿系统有较明显的影响，主要表现为对肾脏的影响。短时间的高强度一次性运动后，肾小管上皮囊泡会增加，从而改善肾小管对低分子量蛋白质的重吸收。

在不同时间进行的高强度运动会对肾脏的结构产生不同程度的影响。经过长时间的高强度运动后，肾小球毛细血管会扩张并充血，这将增加肾小球滤膜的通透性。对肾脏结构的不同程度的影响无法在短时间内完全恢复，这为运动后尿液异常如运动蛋白尿提供了理论依据。过度运动会导致肾功能下降、尿液中尿蛋白含量降低等后果。

体能锻炼后尿量的变化主要受温度、运动强度、运动时间、汗液分泌和水消耗等因素的影响。健康的人会在运动过程中重新分配血液，随着肾脏血流量的减少，尿量也会受到影响而缩减。如果在夏季进行更大强度的锻炼并延长锻炼时间，那么尿量就会减少。另外，在运动过程中排空膀胱或保留尿液会对膀胱结构产生一定影响，建议保持适度的尿量。

七、健身运动对内分泌系统的影响

（一）运动对儿茶酚胺的影响

儿茶酚胺是多巴胺、肾上腺素和去甲肾上腺素的统称，由肾上腺髓质分泌。在运动应激下，儿茶酚胺分泌量升高，其升高程度与运动强度呈正相关。长期的系统运动锻炼会使儿茶酚胺的分泌产生适应性，这种适应性表现为随着机体运动训练水平的提高，在相同运动负荷的刺激下，儿茶酚胺分泌量升高的幅度越来越小。这种分泌的适应会使儿茶酚胺分泌的贮备能力增强。运动时儿茶酚胺的分泌对运动能力的提高有很大的促进作用，若在完成同等负荷运动时儿茶酚胺的分泌量降低，则其分泌量上升的空间更大，最终所能完成的最大负荷量也将随之上升。

（二）运动对下丘脑—垂体—肾上腺轴（HPA轴）的影响

HPA轴的作用是参与应激应答，其中，起主要作用的激素为糖皮质激素（GC）和促肾上腺皮质激素（ACTH）。运动过程中，以上两种激素的分泌量都会大幅度增加，ACTH的分泌量可超出安静水平时分泌量的2—5倍。GC的分泌与运动强度呈正相关，小强度运动时GC分泌量变化不大，完成力竭运动时GC分泌量达到最大。GC分泌量的升高可以促进肝脏的糖异生活动，促进体内非糖类物质生成葡萄糖，增加机体的产能。

（三）运动对抗利尿激素及盐皮质激素的影响

抗利尿激素（ADH）由神经垂体分泌，盐皮质激素由肾上腺皮质释放。这两种激素均参与体内水盐代谢的调控过程。运动时，人体大量丢失水和电解质，会刺激 ADH、盐皮质激素的分泌，减少泌尿系统对水、盐的排泄，起到保持体内电解质平衡、维持体液容量的作用。

（四）运动对生长素的影响

生长素（GH）由垂体分泌。运动时血液中 GH 浓度升高，其升高幅度也与运动强度呈正相关。此外，运动时 GH 的升高幅度也与运动功能水平有关。在完成相同强度的运动时，身体功能较好者血液中的 GH 浓度低于身体功能较差者。在力竭运动后，身体功能较好者 GH 浓度下降速度快于身体功能较差者。

（五）运动对胰岛素及胰高血糖素的影响

胰岛素的分泌会引起细胞消耗的葡萄糖增多，导致糖水平降低，还可抑制肝脏释放葡萄糖进入血液。胰高血糖素的作用正好与胰岛素相反，可加速肝脏糖异生过程，促进脂肪组织释放脂肪酸。运动会使胰岛素分泌减少而胰高血糖素分泌增加。

第三节　大学生体质健康锻炼的营养补充

一、不同运动项目需要合理营养

在大学生的健身运动中，由于各项代谢特性的不同，对合理营养的需求也不同。

1.跑步的营养特征

短跑是群众体育竞赛活动经常设立的一个项目。它是以力量素质为基础、无氧代谢供能为特点的运动，工作时间短，强度大，要求选手有较好的爆发力。在膳食中要有丰富的动物性蛋白质，以增大肌肉体积，提高肌肉质量，蛋白质的摄入量每日每公斤体重需要 3．0 克左右。另外，要求在膳食中增加磷和糖的摄入量，为脑组织提供营养，改善神经控制，增强神经传递，动员更多的运动单位参加收缩。还要求在膳食中增加矿物质如钙、镁、铁及维生素 B1 的含量，以改善骨肉收缩质量。

长跑是以有氧耐力素质为基础、有氧代谢供能为特点的运动，要求有较高的心肺功能及全身的抗疲劳工作能力。长跑虽强度较小但时间较长，体力消耗较大，要求膳食中包含较全面的营养成分，增加机体能源物质的贮备。在丰富的维生素、矿物质成分中，突出铁、钙、磷、钠以及维生素 C、维生素 B1 和维生素 E 的含量，有利于提高有氧耐力。

2. 游泳活动的营养特征

游泳项目在水中进行，肌体散热较多、较快，冬泳更是如此。游泳锻炼要求有一定的力量与耐力素质，要求在膳食中含有丰富的蛋白质、糖和适量脂肪。老年人及在水温较低时出于抗寒冷需要，可再增加脂肪摄入量。维生素以 B1、维生素 C、维生素 E 为主。矿物质要增加碘的含量，以适应低温环境下甲状腺素分泌增多的需要。

3. 操类项目的营养特征

群众喜爱的健美操以及在一些群众体育活动中开展的竞技体操、艺术体操等，技巧、动作复杂而多样，要求有较强的力量与速度素质以及良好的灵巧与协调性，对神经系统有较高的要求。其营养特点是：高蛋白质、高热量、低脂肪，维生素、矿物质应突出铁、钙、磷的含量及维生素 B1、维生素 C 的含量。需引起注意的是，参加该类项目有时为比赛需控制体重，但不能过分控制饮食，避免造成营养不良的后果，特别是不能影响参加锻炼的儿童少年的生长发育。

4. 棋牌类对营养的需求特点

棋牌类是以脑力活动为主的项目，脑细胞的能源特质完全依赖血糖提供。当血糖降低时，脑耗氧量下降，工作能力下降，随之产生一系列不适症状。所以棋牌类项目对糖类有着特殊的需求，也可在下棋、打牌时随时补充。此外，膳食中增加蛋白质和维生素 B1、维生素 C、维生素 E、维生素 A 的供给，提高卵磷脂、钙磷铁的含量。膳食中应减少脂肪摄入，以减少肌体耗氧量，保证脑组织的氧供应。

5. 球类运动的营养特征

球类项目对力量、速度、耐力、灵敏、柔韧等素质有较高的要求。食物中要含丰富的蛋白质、糖以及维生素 B1、维生素 C、维生素 E、维生素 A。球的体积越小，食物中维生素 A 的量应越高。足球活动时间较长且在室外活动，矿物质、水分丢失较多，应及时补充。

6. 冰雪项目的营养特征

由于长时间在冰雪上活动，加之周围环境温度较低，肌体产热过程增强以维持体温，所以蛋白质和脂肪消耗较多，膳食中必须给予保证。同时增加糖类以提供能源，维生素以摄入 B 族为主并适当增加维生素 A 的摄入，保护眼睛，适应冰雪场地的白色环境。

二、大学生的健康体育锻炼与营养保健

身体锻炼和营养保健是与大学生身体健康息息相关的两个重要因素。在体育锻炼中，体内物质和能量的消耗显著增加，并且过度补偿作用显著。注意营养和卫生，确保营养供应充足，对提高体育锻炼效果具有重要意义。不注意营养卫生或不遵守饮食系统会影响营养素的正常供应和吸收，不仅使体育锻炼无法达到预期效果，而且还会影响运动能力甚至危害人体健康。因此，体育锻炼与营养和卫生密不可分。

1. 简单地讲，合理营养就是要使运动者一日三餐的食物中提供的热量和多种营养素与其完成每日运动量所需的能量和各种营养素之间保持平衡。从营养素来讲，要有充足的热能，而且蛋白质、脂肪、碳水化合物的含量和比例要适当，有充足的无机盐、维生素、微量元素和水分。也就是说，每日各种食物的种类和数量的选择要得当、充足。了解自我的体质状况，根据个人体质选择饮料食物。尽量少饮用碳酸饮料，尽量食用绿色蔬菜食物。

2. 营养不良后果：如果食用过多糖，那么热量以脂肪的形式储存于体内，会引起肥胖。如果食用糖不足，加上运动量过大，就会引发低血糖，严重时会休克。如果食用过多蛋白质，就会给肝、肾增加负担，引起肝、肾肥大并疲劳，还能引发泌尿系统结石和便秘。蛋白质不足，就会引起发育不良、抵抗力降低、贫血等病症。如果食用过多脂肪，就会引发高血脂、冠心病、糖尿病。脂肪不足，就会影响对维生素、矿物质的吸收。如果维生素食用过多，就会中毒（如维生素 C、D 食用过多就会导致胃肠道不适）。维生素不足，就会引起代谢紊乱、食欲不振、肌肉收缩无力，运动能力下降等后果。矿物质不足，就会引发肌肉抽筋、缺铁性贫血。体内缺水，就会使体温升高，易疲劳，易形成泌尿系统结石。

三、关于改善大学生身体素质、补充营养的建议

1. 指导大学生树立正确的健康观念

当代大学生是我国培养知识人才的基本群体。健康的基本概念中第一维最重要的是身体，其次是心理，再次是社会。而体育活动是最能增强身体素质的有效手段，从中也可以使心理得到健康发展。因此投身于体育实践，养成锻炼习惯对大学生来说显得更为具体、实际和重要。

健康的体魄可以提高生活中的竞争力，需要通过动静结合的正确锻炼以及戒除不良嗜好获得。需要学习相应的生理学运动养生知识。

身心相关，实际上精神的健康对身体健康有巨大影响，心理不健康的人也达不到身体健康。大学生应保持心理健康，需要学习心理学和哲学研究人生。

2. 加强大学生的健身运动和科学的饮食知识学习

应根据大学生的性别和身体素质特点选择放松活动的方法和手段，并应采用大学生感兴趣的游戏等方法进行练习，其强度应以运动强度为主，体育锻炼内容中特殊的分类和拉伸练习很重要，注意锻炼中较放松的部位，并使全身放松。在进行整理活动时，应放松运动，尽可能地放松肌肉且幅度不要太大，应特别注意参与该活动的肌肉的适度拉伸和延长，以缓解肌肉痉挛。

3. 增加健康指导员并指导营养餐

在运动锻炼后，健身者身体功能的恢复主要在于身体的能量供应以及储备（肌肉和肝脏糖原）、代谢能力（包括有关酶的浓度）、体液、元素平衡及细胞膜的完整性。这需要合理的膳食营养为运动锻炼者进行恢复以及防止运动损伤提供物质保证。

任何形式的运动都均以能量消耗为基础，然而人体可以快速动用的能源储备是有限的。因此，运动锻炼应注意摄取含丰富碳水化合物的食物（如大米、小麦、玉米、番薯、大豆、马铃薯、土豆、胡萝卜等，水果类：桃子、葡萄、香蕉、甘蔗、甜瓜、西瓜等）来保证体内有充足的及肌糖原和肝糖原储备，以满足在运动锻炼过程中提高 ATP 的再合成速率。

4. 加强体育基础设施建设，加强食堂监督

体育基础设施建设是抓好全民健身的重要条件和基础。体育基础设施的完善和体育赛事的举办将对进一步加快城市体育事业发展、提升城市品位、推动经济

社会和谐发展产生积极的促进作用。

（1）健全管理制度

学校必须建立健全并切实落实学校食品安全责任制度，成立工作领导小组，建立和完善食品安全责任体系，配备专职或兼职食品安全监督管理员（可与当地市场监管局对接办理，学校与管理员签订聘任书），健全食品安全管理制度，明确每个岗位从业人员的责任。全面落实食品安全第三方抽检。

（2）加强日常监管

进一步加强对学校食堂从业人员、环境、设施、原料、操作等关键环节的监管，严把四个关口：严把服务人员"上岗"关、严把食品采购"验收"关、严把食堂人员服务"质量"关、严把餐饮用具"消毒"关。

（3）强化督促整改

对管理水平落后的，食品安全各项管理制度不落实、不完善的，食品安全监督管理员不履职、不尽责的，要加大监管指导力度，及时督促整改；对管理水平较高，各项工作扎实规范，成效突出的，要及时纳入示范建设，通过媒体向社会公布。

第四节　大学生体育锻炼的饮食指导

一、遵循健康饮食的原则

1. 各种营养素的供应均衡

民以食为天，合理的膳食很重要。合理膳食、均衡的营养搭配能使人控制体重，保持身材，降低心血管疾病等文明病的发生率。营养均衡搭配，不暴饮暴食，不仅有利于控制体重，消化道、食道功能也能得到适当的保护。

要膳食平衡，糖、蛋白质、脂肪每天占总热能的比例要适当，一般是60%、20%、20%。按重量占的比例一般是3：1：1。每天三餐应遵循"早上吃得好，中午吃得饱，晚上吃得少"的原则，要吃一些易消化、易吸收的食物，不要吃过冷、过热、过硬的食物。适当吃一些蔬菜、水果补充维生素。

2. 氨基酸平衡

食物中蛋白质所含的色氨酸，苯丙氨酸，赖氨酸，苏氨酸，甲硫氨酸，亮氨酸，异亮氨酸和缬氨酸是人体必需的八种氨基酸。除此之外，人体也需要数量足够、比例合适的非必需氨基酸。一般而言，必需氨基酸与非必需氨基酸之比 4：6。通常，肉、蛋、奶和其他动物食品以及豆类中氨基酸的含量是足够的，并且比例是适当的，因此，肉、蛋、牛奶和豆类的营养价值较高。但是，植物性食物中氨基酸含量通常很少，例如谷物。这种氨基酸缺乏，因此营养价值低。可以进行动植物食物的合理混合，以补充食物中的氨基酸并使之达到均衡的比例，从而提高食物蛋白的利用率和营养价值。

3. 脂肪酸平衡

均衡的脂肪酸摄入可以有效调节身体各项功能，从细胞层面调节人体健康状态。这是一种全面深入的调节，对人体健康具有多种功效。针对疾病预防，这种调节主要体现在以下五个方面。1。调节三高。丰富的单不饱和与多不饱和脂肪酸，以及较高的植物甾醇，能有效维持体内胆固醇平衡，增加高密度脂蛋白（HDL）水平，降低低密度脂蛋白（LDL）水平，从而保护心血管，降低甘油三酯含量。2。健脑益智。α-亚麻酸在体内可转化为人体不能自我合成的 DHA。DHA 是神经细胞生长的一种主要元素，是大脑进行生理活动的重要物质基础。3。预防癌症。较高的多不饱和脂肪酸，可以减少对癌细胞有促进作用的 PEG2 的生成，降低花生四烯酸的浓度，从而抑制癌细胞的生长，降低癌症发病率。4。控制肥胖。丰富的多不饱和脂肪酸，食用后消化率达到 97%，易被人体吸收；而饱和脂肪酸食用后易被转化为脂肪，脂肪堆积是造成肥胖的主因。5。延缓衰老。α-亚麻酸与亚油酸竞争性地争夺合成花生四烯酸的酶，阻止花生四烯酸的生成，减少花生四烯酸与环氧化酶、脂肪氧合酶合成人体的炎症因子，从而增强人体免疫力，大大减缓人体的衰老过程。

4. 酸碱平衡

酸碱平衡是指在正常生理状态下，血液的酸碱度（pH 值）通常维持在一个范围内，即动脉血 pH 值在 7。35～7。45（平均 7。40）之间的稳定状态。体内酸、碱产生过多或不足，引起血液 pH 值改变，此状态称为酸碱失衡。维持基本的生命活动主要取决于体内精细的酸碱平衡或内环境的稳定，即使是微小的失衡，也可能在很大程度上影响肌体的代谢和重要器官的功能。

5. 碳酸盐平衡

碳酸盐是我们人体内机体组织的构成基础，没有碳酸盐就没有身心健康的机体组织，也就缺失了最基本的身体机能。碳酸盐还能够推动酶的催化反应造成，酶和生长激素是我们人体运行的重要一环，没有酶和生长激素的参加，许多身体功能都是缺失均衡。碳酸盐还会继续调整身体的新陈代谢，让人体的基础代谢修复到平衡状态。碳酸盐作为一种盐分，最能调整人体的酸碱，而碳酸盐也就是最普遍的调整水盐平衡的方式。碳酸盐中的钙元素能够协助强壮骨骼另外维护保养口腔健康，优质蛋白质元素还可以保持神经身心健康，均衡心脏的周期性韵律。而碳酸盐中的磷元素和钙元素融合运行的情况下可以更为提升骨骼身心健康。镁元素也是碳酸盐中普遍的，镁元素是调整中枢神经系统的主要成分，另外维护保养肌肉身心健康，提升人体器官的平衡状态。

二、遵守合理的饮食制度

1. 两餐之间的时间

两餐之间的时间应该适当。如果间隔时间过长，可能会导致明显的饥饿感甚至肚子痛，血糖会下降，工作能力也会下降，长期禁食也会引起胃炎或胃溃疡；如果间隔太短，则食欲不佳，会减少进食以及消化液的分泌，并影响食物的消化吸收。通常两餐之间隔 4～5 小时为宜。每天吃四顿饭比吃三顿饭更好。根据中国人的工作和休息习惯，合理的做法是每天吃三顿饭，两顿饭之间隔 5～6 小时。

2. 粮食分配

一天中的食物分配应适应工作和休息时间。在中国人中，有一种流行的说法是"早饭吃好，午饭吃饱，晚饭吃少"，而在西方国家，"吃皇帝一样的早饭，吃伯爵一样的中餐，吃乞丐一样的晚饭"同样生动而清晰地揭示了这一点。原因是三餐的热量分布要合理。

（1）早餐：占每日总摄入量的30%。主要是含蛋白质和脂肪的食物，并辅以维生素，以满足早晨工作的需要。我国某些地区的早餐主要是淡白粥和咸菜，热能分布较低，有的只占全天总热能的 10%～15%，这非常不适合早上 4～5 个小时的工作量。西式早餐以牛奶和面包为基础，辅以煎蛋、新鲜水果或鲜榨果汁，它含有高热量的营养素和维生素，值得借鉴。

（2）午餐：占每日总摄入量的40%。糖、蛋白质和脂肪的供应需增加。由于中餐在三餐中的作用是将前一餐与下一餐联系起来，因此有必要补偿餐前的热量消耗，并存储餐后的工作需要，它在全天膳食中的热能应该最多。如果食物摄入量较大，则食物供应量应相应增加。

（3）晚餐：占每日总摄入量的30%。应提供更多含糖食品和易消化食品，例如谷物和蔬菜，而富含蛋白质和脂肪的食品则应少食用。蛋白质和脂肪提供更多的热能，并且更难以消化，使晚餐后的热能消耗大大减少，容易积聚热能并引起肥胖，同时影响睡眠。

第三章 大学生常见的运动损伤防治

第一节 运动损伤概论

一、运动损伤概述

运动损伤（Athletic Injuries）指运动过程中发生的各种损伤，其损伤部位与运动项目以及专项技术特点有关，如体操运动员受伤部位多是腕、肩及腰部，与体操动作中的支撑、转肩、跳跃、翻腾等技术动作有关。

运动损伤对运动员的影响非常严重，它不仅会阻止运动员参加正常的训练和比赛，影响运动表现，缩短运动寿命，而且严重情况下还会导致残疾，死亡和严重的心理问题，体格的生理和心理影响会阻碍运动的正常发展。因此，我们必须对伤害的原因、特征和规律进行深入研究，提出针对性的预防和治疗措施，为改善体育教育，提高体育训练水平。

二、运动损伤的分类

1.按损伤组织结构分类

根据受伤组织的结构，分为皮肤损伤、肌肉和肌腱损伤、滑囊损伤、关节软骨损伤、骨骼和血管损伤、神经损伤和内脏器官损伤。

2.根据伤势轻重

急性伤害：直接或间接暴力造成的伤害。受伤后症状很快出现，病程通常较短，如"闪腰"。

慢性损伤：根据病因，可分为旧伤和劳累伤两类。旧伤是指急性受伤后因处理不当而引起的反复伤害。劳累伤是由于培训工作安排不当，局部长期负担，组织无法承受而造成的局部劳累和伤害，症状出现缓慢，但是病程较长。

三、运动伤害的规律及成因

（一）运动损伤的发生规律

1. 运动伤害与体育赛事之间的关系

运动损伤的发生因运动而异，并且有一定的规律。根据有关专家对 2725 例运动损伤病例的特征分析，可以看出运动损伤的发生与具体的技术要求密切相关，不同的运动项目有不同的易发部位和特殊性。

2. 运动损伤的伤害情况

外部因素很容易导致运动伤害，人体的生理解剖结构较弱的部分在高强度负荷下易于造成伤害。因此，超负荷运动和不合理的训练方法是运动损伤的重要条件。

（二）运动损伤的原因

1. 运动损伤的客观原因

运动损伤有其自己的客观原因，各种运动有不同的伤害方式，原因如下：一个是运动过程中人体某些部位的解剖学和生理上的弱点，另一个是运动对人体的技术和战术运动的特殊要求。在体育运动和训练过程中，技术运动是错误的（不合理或不正确的），违反了人体解剖学和生物力学的规律，容易造成运动伤害。人体某个部位的局部运动负荷，长时间以来负荷太重，超过了组织可以承受的最大限度，并且逐渐退行性的病理变化也很容易导致慢性伤害，其中，肩膀和膝盖受伤最为常见。

了解运动损伤发作的规律，了解人体的解剖生理特征和技术动作的特征，自觉加强运动和训练中易损部位的准备活动，不断改进技术动作，努力做到合理正确，同时，加强易损部位肌肉力量锻炼对于预防运动损伤也非常重要。

2. 运动损伤的主观原因

（1）思想麻痹，粗心

思想麻痹和粗心是运动伤害的主观因素，包括对伤害预防含义的理解不足；

预防措施不当，运动前不检查环境和设备；好奇心，竞争精神，盲目或冒失的运动；等等。

（2）准备活动不足

未做准备活动，准备活动不足，或无法根据特定运动的特点进行准备活动，以致身体无法进入工作状态，协调性和柔韧性很差，使身体受到伤害。

（3）缺乏自我保护能力

在运动和训练中，当发生意外情况时，恐慌或失去自我保护意识是受伤的原因之一。

（4）运动负荷安排不合理

在运动和训练中，运动负荷太大，尤其是局部超负荷，这是运动损伤的直接原因。另外，当身体机能状态差时，人体的运动能力减弱，如果不能根据个人身体机能状态的变化来调整运动负荷的安排，也可能发生伤害事故。

（5）组织安排不严格

如果组织在运动中安排不严格，则会发生拥挤和混乱的状况，极有可能发生运动伤害。场地、设备和时间安排不合理也可能会导致意外伤害。

（6）运动环境因素

运动场狭窄不平，设备安装不牢固或位置不合适，衣服或运动鞋不适合运动，温度或光线不足，这些都可能会导致运动伤害。

（7）技术上的缺点和错误

技术动作的不正确，往往使局部受力过大或身体失去平衡和控制而造成损伤。

第二节　运动损伤的预防与处理方法

一、准备活动

不同类型的运动有不同的准备活动，全面而合理的准备活动必须由两种类型组成：常规和特定准备活动。常规的热身活动包括跳跃、慢跑、伸展运动、抵抗运动等。特定准备活动应包括与要从事的锻炼有关的人体运动。热身活动对身体运动的有益作用如下：

（1）加速肌肉的血液流动；

（2）促进氧气和血红蛋白的分解，改善肌肉的氧气供应；

（3）加快循环，减少血管阻力；

（4）促进肌红蛋白中氧的释放；

（5）提高细胞代谢率；

（6）使肌肉自由收缩，提高肌肉的机械效率；

（7）提高神经传导率；

（8）增加神经感受器的敏感性；

（9）减少纤维活性，降低肌肉对伸展的敏感性；

（10）扩大锻炼范围；

（11）降低结缔组织的硬度并减少撕裂的可能性；

（12）改善心血管对压力的反应；

（13）放松心情，集中精神。

准备时间应为 15～30 分钟。强度应取决于项目，有一些出汗但没有疲劳是主观力量的指标。热身活动可以持续 30 分钟，因此热身活动不应过早进行。

二、合理安排运动

培训安排不当是造成伤害的常见潜在因素，合理科学的培训和考试安排是预防伤害的基础。教练和团队医生不仅应了解培训的每个环节以及每个环节与伤害之间的关系，还应了解培训的内容。以及受伤人员的训练历史，了解他们训练的各个组成部分，找出与受伤有关的因素，并及时采取措施防止进一步的伤害。一旦确定训练因素与伤害有关，应立即予以纠正。在培训期间，应在保证高质量的同时完成有限的工作量。但是，这种高质量和高数量的工作不应对身体造成损坏，并且不应超过负载质量和数量的限制。

培训是不断追求更高绩效的过程。在所有事件中应遵循的训练原则如下：（1）周期性原则；（2）专一性原则；（3）过载原理；（4）个性原则。

在所有运动中，无论是长期训练还是短期训练，周期性都是其主要特点。一个周期应分为三个阶段：准备阶段、赛前阶段和比赛阶段。

（1）准备阶段。应发展有氧和无氧能力，强度和爆发力。如果在此期间运动解剖链疲劳，则比赛结果可能会很差。

（2）赛前阶段。应从基本素质培训转向技术培训。

（3）比赛阶段。最主要的是保持良好状态并在游戏中创造最佳结果。

为了确保运动员的身心压力从比赛中完全恢复，在一个周期结束、下一个周期开始之前应该有一个合适的时间间隔，该间隔可以持续 4～6 周，在此期间进行一些放松的训练，使运动员能够休息和恢复身体，减少受伤的危险。

三、消除疲劳，全面恢复

疲劳是由于活动而使全身的工作能力暂时降低的现象。它是对身体的保护性抑制，可以防止身体进一步衰竭。重负荷训练后积极消除疲劳是下一次重负荷训练的前提。目前，消除疲劳的主要方法是：（1）改善血液循环和新陈代谢，如按摩、理疗等；（2）调节神经系统，如充足的睡眠、心理康复等。

恢复方法有利于防止伤害并提高身体性能，不及时使用恢复方法不仅会影响技术动作，还会引起运动疲劳，如果出现这种现象并且训练负荷降低，则表示"过度"。如果不及时纠正，会导致过度疲劳。

运动员和教练应及时注意训练计划和身体状况，这一点很重要。训练日记应详细记录训练情况、睡眠、休息日和早晨搏动。如果早晨搏动持续增加，尤其是伴随着运动能力下降、疲劳和虚弱，应减少运动量或停止训练 1～2 天。

培训计划应包括：康复、应有休息日、放松日、紧张周和放松周。

放松和恢复的方法应包括：整理活动、温泉、按摩、营养补充和心理放松。

四、心理学

心理上的冷漠很容易在运动中给身体造成伤害。失去兴趣的团队成员不愿意进行准备活动，并且容易出现技术动作错误。

五、营养

营养不良会增加受伤的风险。糖供应不足，蛋白质和脂肪分解增加，蛋白质的分解会影响肌肉并导致软组织损伤。

蛋白质供应不足可通过多种机制引起肌肉损伤。营养不良是剧烈训练期间肌肉劳损的原因之一，不及时补充水分会增加血液黏度并造成肌肉损伤。水会影响关节液，进而影响关节软骨。

六、防护装备

正确选择和使用运动防护设备在防止各种伤害中起着重要作用。这不仅适用于直接接触和对抗性运动（例如足球，橄榄球，曲棍球），在间接接触运动（例如网球，羽毛球，乒乓球）中也是如此。运动防护装备的维护要求应有相应的标准，包括如何保持其良好状态以及何时停止使用。使用磨损、损坏或不合适的设备会增加受伤的风险。

正确选择和使用防护装备是影响运动员健康保护安全水平的重要因素。

第四章　大学生常见运动损伤的急救

第一节　运动损伤的急救原则

一、保证生命安全

当大学生受伤时，确保生命安全是第一要务。对大学生的伤害进行认真、快速地评估，不仅可以及时挽救生命，还可以防止进一步的伤害。如果伤员意识不清，应迅速致电急救人员，并立即检查生命体征。该检查包括五个方面：气道、呼吸、循环、功能和暴露，即 ABCDE。

1.A= 气道。气道通畅是确保正常呼吸功能的基本条件。首先，检查气道是否通畅。

2.B= 呼吸。可以通过听呼吸声，感觉伤员的鼻子和嘴巴是否有气流，观察胸部是否有起伏。如果呼吸停止，应立即进行人工呼吸。

3.C= 循环。通常通过检查手腕或颈动脉的脉搏来检查血液循环是否正常。如果受伤者的呼吸和心跳正常，则可以进行下一次伤害检查。

4.D= 功能。主要进行神经系统检查，以评估意识水平、瞳孔大小和反应、眼球运动和运动反应。应当记录初次检查的结果，以便与以后的检查进行比较。

5.E= 暴露。身体的受伤部位应裸露以观察出血、骨折和挫伤情况。另外，应及时暴露上肢以利于血压测量。

二、控制可能加剧全身恶化的情况

在止血过程中，要注意控制可能导致全身疾病加重的状况。当发生骨折、脊柱损伤和出血时，除了损伤本身外，它们还可能在体内引起更严重的问题。

当身体的某个部位受伤时，在保护受伤部位的同时，还应注意减少对周围组织造成损害的可能性，尤其是在发生严重的骨折或割伤时。

此外，当身体受伤、患病或脱水时，身体会重新分配血液，确保为大脑、心脏、肺等重要器官提供血液、水和氧气，这可能会损坏某些器官，导致全身组织损伤。除了呼吸和心跳停止之外，休克、中暑和体温过低也会对身体造成严重影响，因此必须及时消除。

三、修复受伤的肢体

骨折、关节脱位和半脱位、二级和三级韧带撕裂必须用夹板固定，防止进一步的组织损伤。

四、应对慢性出血

固定受伤部位后，应及时处理刺破或割伤后的局部出血。

第二节　开放性运动损伤和急救

一、刮痕

由粗糙物体摩擦皮肤表面而造成的损坏称为磨损，主要的病理变化和体征是皮肤表皮层的损伤和脱落。真皮也可能受损，出血点少，组织液渗出。如果伤口未被感染，则很容易干燥、结痂和愈合；如果伤口被感染，伤口的局部可能会化脓并分泌出来。

较小的擦伤可用 1%～2% 的红汞溶液或 1%～2% 的龙胆紫或碘伏涂抹而无须包扎。面部擦伤应使用 0.1% 甘油三酸酯溶液涂抹。关节上的擦伤通常不需要进行裸露治疗，否则很容易干燥和破裂并影响运动，可以涂抹抗炎药膏并包扎它。

对于大面积严重污染的擦伤，请先用生理盐水冲洗伤口，然后在局部麻醉下用 1% 盐酸利多卡因进行擦洗，用刷子轻轻擦洗以除去沙子和其他异物，并使用

0。1% 抗生素软膏，用无菌纱布覆盖，并用绷带包扎。伤口应每天或每隔一天清理一次，必要时应按照医生的指示服用抗生素。

二、裂伤，穿刺，割伤

1. 裂伤。人体遭受过猛烈的暴力，会导致皮肤和皮下软组织撕裂。伤口边缘不规则，组织广泛受损，并且经常有不同程度的污染和出血。

2. 刺伤。锐利而细小的物体刺入人体会对皮肤、皮下及深层组织和器官造成伤害，称为穿刺伤。它的特点是伤口小且深并且经常被污染的伤口。

3. 割伤。物体切入皮肤会导致皮肤和皮下组织受伤，称为切口。伤口边缘整齐，笔直，有更多的出血，但周围组织的损伤较少。深度割伤可切除大血管、神经、腱和其他组织。

对于裂伤、刺伤和割伤，伤口周围的皮肤可以先用碘酒和酒精消毒，然后用无菌纱布覆盖并在压力下包扎。如果伤口较大、较深或污染严重，应及时送医院进行清创，以清除污物、异物和坏死组织，彻底止血，缝合伤口，口服或注射抗生素以愈合伤口，预防感染。对于伤口较小但伤口较深且污染严重的人，应注射1500—3000 国际单位的破伤风抗毒素，以预防破伤风。

第三节　封闭运动损伤和急救

一、挫伤

挫伤是指由于人的一部分受到钝器暴力而造成的深层组织的闭合性损伤。例如，在篮球运动和排球运动中，传球和接球时最常见的是手掌（指间）关节挫伤。

挫伤的治疗：

1. 轻伤不需要特殊处理。冷敷 24 小时后，可将活血化瘀剂和止痛软膏在伤处应用。

2. 对于单纯挫伤，在局部冷敷后加压新药并用绷带包扎患肢。第二天热敷，物理治疗或按摩，症状将在约 1 周后消失。

3. 综合挫伤，送医院救治。

二、肌肉拉伤

肌肉劳损是指运动过程中肌肉急剧收缩或过度伸展引起的伤害。由于肌肉被主动剧烈收缩或被动过度拉伸，其收缩力超过了肌肉本身可以承受的极限，或者在受力拉伸时，肌肉本身超过了肌肉固有的伸展能力，从而导致肌肉组织受损。

肌肉劳损可发生在腹部肌肉、肌腱的交界处或肌腱的附着处，它的共同部分主要是大腿肌肉、大腿内收肌和背部肌肉。例如，快速奔跑时可能会导致大腿后部肌肉拉伤；当负重锻炼弯腰抓住杠铃时，背部的竖立脊柱肌肉会强烈收缩和拉紧而拉伤。

肌肉劳损的治疗：

1. 在疼痛初期，应立即停止运动，对患处进行冷敷并用压力绷带包扎。也就是说，在疼痛点上放一块冷毛巾或冰块，并保持 15～20 分钟，以收缩小血管并减少局部充血和水肿。请勿摩擦或加热。

2.24 小时后，对患处进行热敷、按摩、理疗和药物注射，加速血液循环以减少肿胀和淤滞。3 天内不要重复进行伤害操作，3 天后，可以进行功能锻炼以增强肌肉和关节功能并防止组织粘连。

3. 重伤（对于怀疑肌肉和肌腱完全破裂的人），在进行上述早期治疗后，应使用局部加压绷带固定受伤的四肢，并送至医院进行诊断和外科治疗。

第四节　现场电击急救

急救的第一步为使病人脱离电源，最妥善的方法为立即切断电源。但对接触某些电力设备而被电击的病人，在切断电源并用干燥木制绝缘物将病人从有关设备移开后，救助者方可接触，因这种设备可能仍带有残余电力。如电源开关离现场太远或仓促间找不到电源开关，则应用干燥的木器、竹竿、扁担、橡胶制器、塑料制品等不导电物品将病人与电线或电器分开，或用木制长柄的刀斧砍断带电电线。分开了的电器仍处于带电状态，不可接触。救助者切勿以手直接推拉、接触或以金属器具接触病人，以保自身安全。

脱离电源后，立即检查病人心肺情况，往往会有休克、昏迷、呼吸不规则等现象。休克是一种严重的全身综合征，是由于人体受到各种有害因素的强烈攻击，导致有效循环血量急剧下降，主要器官和组织的血液灌注不足。

应尽快对休克患者进行急救。病人应迅速躺下并安静地休息，通常，患者头部和躯干的身体位置会升高10°，下肢的身体位置会升高20°，这可以增加回血量并改善大脑的血流。松开衣服，保持呼吸道张开，清除口腔中的分泌物和异物，并保持患者温暖，但不要过热，以免皮肤扩张增加血管床的体积，减少返血量，影响重要器官的血液灌注并增加氧气。消费。在高温环境下，要注意中暑的预防，并尽量不要让病人动。如果伤员无意识，则应将其头转向侧面，将舌头从口腔中拉出。如有必要，应进行氧气输送和口对口的人工呼吸并针刺，精确定位人中，百会，合谷，内关，涌泉，足三里等穴位。同时，应积极清除病因，例如因大出血引起的休克，应立即采取有效措施止血。由严重疼痛（例如创伤和骨折）引起的休克应给予镇痛药和镇静剂，以减轻受伤人员的痛苦并防止休克加重。

以上是一般的急救措施。由于休克是严重威胁生命的病理状况，因此应在紧急治疗期间及时请医生或将其送到医院进行治疗。对于休克患者，应尽可能避免颠簸。

第五节　人工呼吸与胸部心脏按压

一、人工呼吸

任何允许空气（氧气）进入肺叶的措施基本上都可以起到人工呼吸的作用。在适合受伤现场的人工呼吸方法中，口对口方法最好。它可以使用人工方法来维持人体的气体交换，以改善低氧状态，并排放二氧化碳，为恢复自发呼吸创造条件。

1. 方法。伤者处于仰卧姿势，松开他的领口、裤子、胸部和腹部的衣服，将头尽可能向后倾斜，张开嘴，并尽快清除口腔中的异物或分泌物。如果他有假牙，应该将其取出。急救人员用一只手托住患者的下巴，用另一只手捏住患者的鼻孔防止漏气。然后，深吸一口气，向病人的嘴吹进，吹气后，立即松开患者鼻孔，让胸部和肺部自行收缩以排出空气。重复此过程，每分钟吹气16—18次。

2. 注意事项。在人工呼吸时，每次吸气都必须尽可能多地吸气，并且在吹气时必须用力，可以在 10—20 次后逐渐减小。由于操作员容易疲劳，应由两个或更多的人轮流实施此方法。进行口对口人工呼吸时，应注意与胸外按压的正确配合。每进行 4—5 次心脏压迫，就应该吹气，吹气应在松弛间隔内进行，营救开始后，必须持续进行而不间断，直到伤员恢复呼吸或确认死亡。

3. 有效指示。（1）吹气时胸腔会扩大和上升。（2）吹气时听到肺泡的呼吸声。

二、胸部按压

通常，只要伤员失去知觉，颈动脉或股动脉的搏动消失，或心前区的心音消失，就可以诊断为心搏骤停。此时，首选方法应该是胸部按压。该方法可以通过按压胸骨的下端间接使心脏受压，使血液流入大动脉，建立有效的大小循环，并为恢复心脏的自主节律创造条件。

1. 方法。将患者置于仰卧位置，背部必须由坚固的物体（木板，地板，混凝土地板等）支撑。操作员站立（或跪下）在患者一侧，或骑在患者的臀部上，两手掌都伸出并彼此重叠，将手掌的底部压在患者胸骨的中下部 1/3 连接处（非剑突），伸直肘关节，将胸骨下部按重量压向脊柱，使胸骨下部及其相连的肋软骨下沉 3 至 4 厘米，并间接压迫心脏。按压后，立即放松手以使胸骨弹回其原始位置并进行重复操作。每分钟最好按压 80—100 次。两人操作时的按压吹气比率为 30：2，单人操作时为 30：2。在进行心肺复苏术时，需要进行第二步探索以评估其他损伤。

2. 注意事项。压缩部位必须位于胸骨中下部的 1/3 交界处（请勿压缩剑突）。力的方向应垂直于脊椎对齐，不要偏斜。压缩力应能够触及主动脉搏动，并且不应太轻或太强，以免无效压缩或引起并发症，例如肋骨骨折、气胸和内脏损伤，这些都会影响复苏效果。

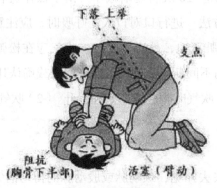

图 4-1　胸部按压

3.有效指标。（1）按压时，应感觉到颈动脉和股动脉的搏动，并听到收缩压超过 90 mm/Hg。（2）肤色、嘴唇、指甲床和皮肤变红。（3）扩大的瞳孔再次收缩。（4）呼吸改善或自发呼吸。只要出现上述 1 到 2 个有效指标，就应保持心脏压迫。

突然停止呼吸或心跳，应立即派人请医生同时处理紧急情况。

4.宣告死亡。死亡具有以下特征：（1）停止呼吸；（2）停止心跳；（3）瞳孔散大，光反射减弱和角膜反射；（4）无自愿的肌肉活动，不可逆的深层昏迷。如果有 4 个征兆，并且在进行手动心肺复苏 30 分钟后仍无恢复，则可以判断死亡。

第六节　出血和止血

一、出血

在正常情况下，血液仅存在于心脏和血管中。如果血液从血管或心腔流向间隙，体腔或体表，则称为出血。

根据受损血管的类型，出血可分为：动脉出血，静脉出血和毛细血管出血。

根据伤流的流向可分为：外出血，内出血。

二、止血

正常健康成年人的总血量为其自身体重的 7%～8%。如果突然失血量占总血量的 20%，可能会发生休克并危及生命。因此，及时有效的止血非常重要。外部出血常用的临时止血方法如下。

1. 加压包扎止血

用生理盐水冲洗伤口后，用较厚的敷料覆盖伤口，并缠上绷带以增加血管外压力，促进自然止血过程，达到止血的目的。此方法用于毛细血管和小静脉出血。

2. 抬高受伤的肢体

该方法是抬高患肢，使出血部位高于心脏，降低出血部位的血压以达到止血作用。此方法仅在动脉或较大静脉出血时用作辅助方法。

3. 弯曲肢体止血

当前臂，手，小腿或脚的出血无法停止时，如果骨折和脱位没有合并，则可以在肘部和膝关节处放置衬垫，将肘部和膝关节强烈弯曲，并用拉伸的"8"固定形状，可有效控制出血。

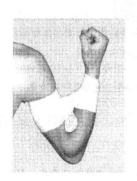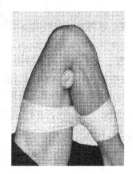

图 4-2　衬垫的弯曲肢体止血

4. 指压止血

这是在动脉出血领域常用的最简单的止血措施。用手指在相应的骨表面上压迫身体的浅表部分可以暂时停止动脉供血部分的出血。根据全身动脉的分布，在体表上有一些动脉搏动点，即压缩止血点。以下是常用的。

（1）颞浅动脉。用一只手固定头部，另一只手的拇指在耳屏上方的手指宽度处触摸颞浅动脉。将动脉压在颞骨上以停止同侧额颞区的出血。

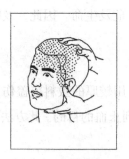

图 4-3　颞动脉受压

（2）面动脉。在下颌角前方约 1。5 厘米处，用拇指触摸脉搏并将其按在下颌骨上，这可以阻止同侧眼下方面部的出血。

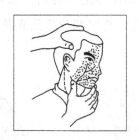

图 4-4　面部动脉受压部位

（3）锁骨下动脉。受伤者的头部转向健康侧，锁骨上窝与锁骨上缘的中点齐平。用拇指触摸锁骨下动脉搏动后，将动脉压在第一肋骨上，以停止肩部和上臂的出血。

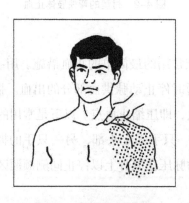

图 4-5　锁骨下动脉压缩

（4）肱动脉。使患肢外展并向外旋转。在肱二头肌内侧沟处触及肱动脉搏动后,用拇指将肱动脉压在肱骨上,以停止前臂和手的出血。手指出血可压迫手指动脉,压迫点位于第一指关节根部的两侧。用拇指和食指将其压缩。

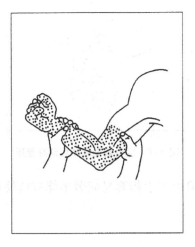

图4-6 肱动脉受压

(5)股动脉。受伤的病人躺在地上,大腿稍微向外旋转,在腹股沟的中点感觉到股动脉,两个拇指重叠并压在股骨上,以停止大腿和小腿出血。

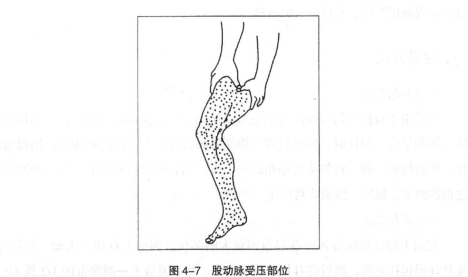

图4-7 股动脉受压部位

(6)胫骨前动脉和后动脉。用两只手的食指和拇指在内侧踝和跟腱之间以及足背横条纹的中点之间按压,以停止胫骨前动脉和后动脉的出血。

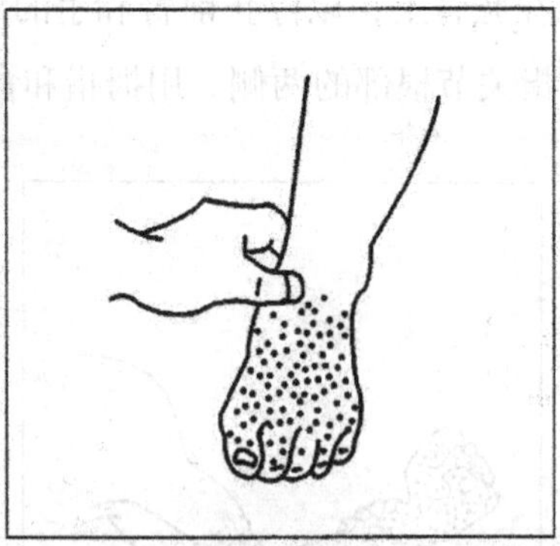

图 4-8　胫骨前动脉和后动脉受压

指压法简单易行，但由于手指容易疲劳不能持续使用，只能用作临时止血，然后应使用其他止血方法。

第七节　绷带包扎方法

绷带包扎是急救技术不可或缺的部分。常用的绷带类型有卷轴式和三角形也可以在现场用毛巾、头巾和衣服代替。

一、包带方式

1. 环形包扎法

它适用于身体均匀厚度部分的包扎，例如前额、腕部和小腿，以及其他包扎的开始和结束。包扎时，展开胶带，将绷带倾斜地放在受伤的肢体上，用拇指按住，然后绑扎一圈，将斜头的小角转向上方，然后继续包扎带子，下一个圈覆盖之前的圈子，最后，线索将被固定。

2. 螺旋包扎法

它用于包扎相同身体厚度但范围较大的部位，例如上臂和下大腿。包扎时，先从环形包扎开始，然后将对角线缠绕起来，然后覆盖上一圈绷带的 1/2 到 1/3。

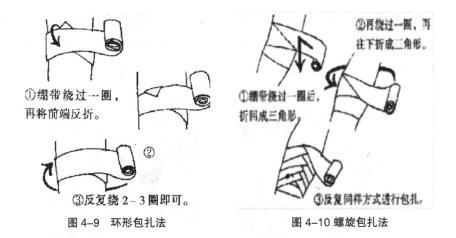

图 4-9 环形包扎法   图 4-10 螺旋包扎法

3. 车削包扎法

它也被称为反射螺旋修整法，适用于厚度差异较大的部分，例如小腿和前臂。敷料仍以圆形敷料开始，然后用拇指按胶带，将胶带的上边缘反射约45°，然后按上一个圆的 1/2 至 1/3。转向线应避免缠绕并且彼此平行。

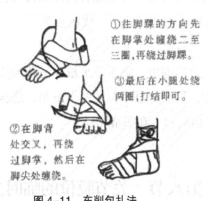

图 4-11 车削包扎法

二、三角包扎法

三角围巾的尺寸可以根据需要选择，通常有两种尺码，用1平方米的白布斜切以形成一条大的三角形围巾，小三角围巾是大三角围巾的一半。常用的包扎方法如下：

1. 头包扎法

将大三角围巾的底部边缘折成两根手指宽度，然后将其放在前额上。将顶部的拐角放在枕骨上，然后将两个耳朵底部的拐角包裹到枕骨的背面以打一个半结，然后按一下顶部的拐角，将其包裹在额头的结上，最后将其包裹在顶部枕骨的背面并插入半结。

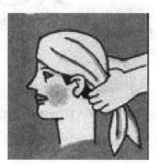 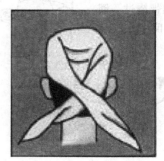

图 4-12　头包扎法

2. 肩膀包扎

将大三角头巾的底部和顶部折成一条宽条带，将条带的中部放在患者的肩膀和腋窝下，在肩膀上交叉两端，分别绕着胸部和背部打结，为了避免在结节处受压，可以将柔软的材料（例如吸收棉）放在腋下。

3. 手腕、手掌和背部包扎方法

使用一条小的三角形围巾，将手掌平放在三角形围巾的中间，指关节与底边齐平，顶角朝向肘部，然后越过手背的两个下角，绕到手腕以打成半结，然后到手腕的后部打成结，最后将上角折成半结。

第八节　关节脱位的临时急救

关节脱位后，关节中会产生血肿，如果不及时复位，会使关节粘连，这将增加关节复位的难度。因此，脱位后应尽快进行康复治疗，不仅容易成功，而且有利于关节功能的恢复。

如果无法及时复位，应立即使用夹板和绷带暂时固定因关节脱位而形成的姿势，保持伤口稳定，并尽快送往医院。

肩关节和肘关节脱位在运动损伤中很常见，临时固定方法为。

肩关节脱位后，可使用一条大的悬臂带将受伤的前臂悬挂在肘部屈曲位置。

肘关节脱位后，最好用金属夹板将其弯曲至合适的角度放置在肘后，用绷带固定，然后用大悬臂带将前臂悬挂。如果没有金属夹板，可以用大的悬臂带直接固定受伤的肢体。如果没有三角形绷带和夹板等，则可以在当地取材，使用头巾、衣服、床单、竹板、大书本等代替。

第九节　骨折的临时急救

一、急救原则

骨折患者的急救原则是防止电击、保护伤口并修复骨折。即当发生断裂时，应密切观察，如果有电击，首先是断电。如果有出血，应先止血，然后用绷带包扎，再固定骨折部分。

二、骨折的临时固定

发生骨折时，用夹板固定并用绷带包扎断裂的部分，使受伤的部分不再移动，这称为临时固定。其目的是减轻疼痛，避免进一步的伤害并促进转移。

1. 临时固定注意事项

骨折固定期间，请勿无故移动受伤的肢体。为了露出伤口，可以切掉衣服、鞋子和袜子。对于大小腿和脊柱骨折，应将伤处固定在现场，以避免不必要的运输增加伤员的痛苦。

修复过程中请勿尝试还原它。如果畸形严重，则可以沿受伤肢体的长轴轻微牵引。当裸露的裂缝的末端暴露出来时，通常不建议将其退回，以免造成严重伤害。

固定夹板或支撑板的长度和宽度应与骨折肢体相称，并且其长度必须超过骨折的上下关节。如果没有夹板或支撑板，请使用当地材料（如树枝、棍棒等），或将受伤的肢体固定到受伤者的躯干或健康肢体上。夹板和皮肤之间应放置一块棉布、纱布或其他柔软物体。

固定的松紧度应适当。如果太松，会影响效果，太紧会压迫神经和血管。因此，固定四肢时，应暴露手指（脚趾）以观察四肢的血流。如果发现异常（例如苍白，麻木，疼痛，紫色等），应立即释放并重新修复。

2.临时固定各个部位的骨折

（1）上肢骨折

对于锁骨骨折，在腋窝两侧放置两个棉垫，然后用双环绷带或"8"形绷带包扎，最后用一条小的悬臂带将受伤的肢体悬挂起来。

对于肱骨骨折，用2至4个合适的夹板固定上臂，肘部弯曲90°，用悬臂带将前臂悬挂在胸前，最后用折叠的三角围巾将受伤的肢体绑在躯干上。如果没有夹板，请用布胶带将上臂缠绕在胸部侧面，并将前臂悬挂在胸前。

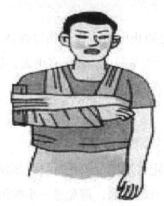

图4-13 上肢骨折处理

前臂和腕部骨折，使用1到2个填充的夹板将前臂固定在手掌的背面，将肘部弯曲90°，并使用大的悬臂带将前臂悬挂在胸部的中间位置。对于手部骨折，请用手握住纱布棉球或绷带卷，然后在前臂的掌心上使用填充的夹板或木板进行固定，并使用大的悬臂带挂在胸前。

（2）下肢骨折

对于股骨骨折，使用两根夹板，分别从受伤的肢体的外侧和内侧、外侧的腋窝到脚后跟以及从大腿根部到脚的内侧来固定。夹板的内表面应填充柔软的材料，然后用绷带包扎并固定，并在外侧打结。如果没有夹板，则可以将腿绑在一起。

对于下肢骨折，请在大腿到脚跟的腿后放置夹板，使用布带将夹板固定在膝盖和脚踝下方的伸展位置，以防止弯曲。

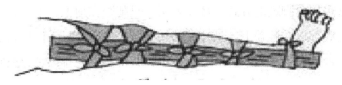

图4-14　下肢骨折处理

胫骨和腓骨及踝部骨折，从大腿中部至脚后跟处使用1至2个夹板，或使用长钢丝托成直角，并用绷带将其包扎。

（3）脊柱骨折的临时固定和运输

运输过程中，脊柱必须保持笔直，不能弯曲、延伸或向前旋转。严禁携带或使用柔软的垫子，否则会加重脊髓损伤。

正确的运输方法通常是由3—4人携带。用双手支撑患者两侧的背部、腰部、臀部和大腿（如果颈椎骨折，一个人可以通过牵引固定头部），保持脊椎水平，然后在刚性板上缓慢移动。也可以使用滚动方法，即将担架放置在患者的一侧，一个人握住头部，其余人将患者滚动到木板或担架上。对于胸腰椎骨折，可以在腰部放置一个薄垫。对于子宫颈骨折，应将头部和颈部置于中性位置，并用沙袋或衣服固定头部和颈部的两侧，以防止头部移动。

第十节　溺水的急救

碰到有人溺水时，要立即拨打120，请求医疗急救，然后要把溺水者救上岸，这时候需要注意的是在溺水者意识清醒的状态下去营救的时候，溺水者由于求生本能，会死死的缠住救援者，将其也一起带入水中，所以要从溺水者背后游过去，一手从溺水者的胸前穿出，然后用力挽住往岸上游，同时一定要让溺水者的口鼻露出水面，这样才能使他顺利地进行呼吸。

由于呼吸道阻塞、窒息等可能会危及溺水者的生命，应立即有效地采取有效的急救措施。将溺水者从水中救出后，应立即从其口鼻中清除异物，例如泥土、杂草、沙子、分泌物等，并清除所有活动义齿。如果溺水者的牙齿闭合，救助者可以用两只拇指从后面按住溺水者的下颌关节并向前推动。同时，用食指和中指拉下颚以打开溺水者的颚，然后把溺水者以头低脚高的体位，让其把吸入的水倒出来，通常采用单脚跪的方式。救援者用一只腿跪在地上，另一只腿膝盖弯曲以将溺水者的腹部放在膝盖上，悬挂头部和下肢，并用一只手握住溺水者的头部使之下垂，嘴向下；另一只手有节奏地挤压其背部，以便排出被胃或肺部摄入或吸入的水。

随后是对溺水者进行心肺复苏。如果溺水者停止呼吸了，这时候要立即对其进行口对口的人工呼吸，或者是采用胸外心脏按压的方法对溺水者进行心肺复苏，并且要尽快把溺水者搬上急救车，快速向附近医院转送。

第五章　大学生常见运动疾病防治

在大学生进行体育锻炼的过程中，通常是由于不适合运动、训练安排不当或身体机能障碍等原因而产生运动疾病。

第一节　过度训练

过度训练是指个体长时间训练过度，导致身体机能下降，无法在短时间内恢复的状态。

一、过度训练的原因和症状

（一）过度训练的原因

1. 不合理的培训安排

在体育运动和训练过程中，不能很好地遵循全面性、系统化和逐步进步的原则，过度的训练负荷或连续的高强度训练，以及训练间隔的不合理安排将导致身体过度疲劳，容易训练过度。

2. 打破生活规则

没有足够的体力和智力准备，持续的重负荷训练时间会很长，超过了人体的功能潜能。训练后睡眠不足，身体无法充分休息，破坏了原先的生活习惯，容易造成过度训练。

（二）过度训练的症状

过度训练的迹象多种多样，可能涉及各种系统和器官，并且可能根据过度训练的程度和个人特征而有所不同。

1. 早

早期的过度训练者通常没有特定的症状，很难在高强度训练后与正常疲劳区分开。症状为：（1）疲劳、乏力和精力不足；（2）缺乏训练欲望或训练乏味，运动表现下降；（3）头晕、记忆力减退、注意力不集中和情绪烦躁；（4）难以入睡、做梦、早起。在严重的情况下，可表现出失眠、头痛、耳鸣、眩晕、体位性低血压和食欲下降等症状。

2. 晚

不注意营养卫生或不遵守饮食系统会影响营养素的正常供应和吸收，不仅使体育锻炼无法达到预期效果，而且还会影响运动能力甚至危害人体健康。因此，体育锻炼与营养和卫生密不可分。

二、防止过度训练

（一）加强绩效考核

加强大学生功能评价是防止过度训练的有效手段，应定期测量诊断过度训练的有效指标。例如，每天测量休息和运动后的心率，每周测量血液中的乳酸和血红蛋白，每月测量血液中的睾丸激素和皮质醇，并及时解决问题。

（二）加强自我监控

大学生应每天记录训练日记，这是防止过度训练的一种简单方法。训练日记的内容主要包括训练细节（强度、时间、负荷等），自我评估水平（疲劳、睡眠、兴奋、不适等），压力或不适的原因以及受伤的发生。情绪也可以用于状态量表和自我状态量表等。

（三）科学安排培训

身体的血浆量会显著增加，以适应运动训练。例如，运动员的血液量比非运动员多，而通常不运动的男子在进行了一个月的训练后，其总血液量可以增加16%。由于此时仅血浆体积增加，红细胞数量没有明显变化，因此结果是血红蛋白浓度和血细胞比容相对降低。因为它是数量的相对减少而绝对值没有减少，所以这种改变的结果只是一种"假性贫血"或"相对贫血"。

对于仅在运动中加速后才经历腹痛的运动员，第一步是加强整体身体素质训练和特殊技术训练。研究表明，如果运动员未接受充分的体能训练，则在运动过程中容易出现腹痛。此外，由于技术水平低下和战术使用不当，参加长距离跑步和骑自行车活动的大学生在运动过程中容易出现腹痛。

（四）合理的营养补充

大学生不断进行诸如自行车、游泳和长跑之类的耐力运动，可能会导致肌肉糖原减少，甚至耗尽肌肉糖原和肝糖原储备，从而导致肌肉纤维无法产生运动过程中需求的能量。因此，运动后应特别注意补充碳水化合物。对于短途跑步和短距离游泳等速度耐力事件，大学生应在运动后及时添加碱性食物，以消除运动中厌氧代谢产生的乳酸。

（五）赛前减重训练

运动员在短时间内快速降低体重最通常的做法是，在比赛前几天，运动员通常通过出汗、严格限制食物来快速降低他们的体重，通常是 3～4 天内，降低 3—4kg。

脱水是快速减体重中被广泛使用的技术。限制饮食和液体摄入、在热环境中或穿橡皮衣进行剧烈的活动或者洗桑拿浴、蒸气浴引起机体脱水。

不经常使用的方法还包括服用利尿剂（属于禁止使用的兴奋剂）、泻药和催吐药等。酒和咖啡也有一定的利尿作用。尽管脱水对大强度短时间（如小于 30 秒）运动的影响小于对耐力运动的影响，但仍然会有某些功能的降低。而且在赛季中反复进行这种赛前快速减重活动，对健康也会有负面的影响。然而，运动员只要认识到减重的好处，他们仍然会坚持这样做，脱水仍然是快速减体重的一个主要的有力手段。

第二节 晕厥的应急处理

晕厥是由短暂的脑部血流不足引起的突然和短暂的意识丧失，也称为昏厥。

一、晕厥的原因和症状

（一）晕厥的原因

1.精神过度

例如过度紧张或看到他人受伤和出血以及其他可怕的场面，将导致精神反射，从而降低血管紧张度，引起广泛的小血管扩张，血压下降，并导致大脑供血不足。

2.体位性低血压

长时间站立并蹲下很久后突然站起来，由于自主神经功能异常，血压明显下降。

3.重力冲击

冲刺结束后，大量血液聚集在下肢扩张的血管中。一旦运动突然停止，下肢的血管就会失去肌肉收缩的节律性挤压作用，再加上血管本身的重力因子，返回心脏的血容量减少，心输出量也减少，从而导致突然的脑缺血和晕厥。

4.吸气后屏住呼吸

在一些运动锻炼中，必须先屏住呼吸，然后再施加力量以增强力量。屏气时，胸膜内压力和肺内压升高，这阻碍了下腔静脉的回流并降低了心输出量，从而导致了脑缺血，并产生晕厥。

（二）晕厥的症状

晕厥前，患者感到虚弱、头晕、耳鸣、黑眼睛和肤色苍白。晕厥后，他的手脚变得寒冷，脉搏快而无力，血压下降，呼吸缓慢。由于消除了脑性贫血，轻度晕厥通常会在短时间后醒来。清醒后，精神不佳，仍然出现头晕、疲劳和恶心等症状。严重的患者也可在 2～3 小时后恢复。

二、预防和治疗晕厥

（一）预防晕厥

（1）大学生在训练前，尤其是在高强度训练之前，应定期进行身体检查。患有晕厥的学生应接受全面检查，以避免再次出现晕厥。

（2）加强体育锻炼，提高体质，同时，科学地进行体育锻炼，避免过度疲劳和紧张。

（3）短跑后不要立即停下来，而要继续慢跑并调整呼吸。避免在高温、高湿或无风的情况下进行长期训练。训练期间应及时添加糖、盐和水。

（4）正常躺卧准备坐起站立时，速度应缓慢，如果感到头晕或其他迹象，应立即弯腰并降低头或躺下，以免摔伤。

（二）晕厥的治疗

晕厥患者的治疗一般采用以下方法。

（1）如果患者感觉不稳定，请让他坐下，向前倾斜并将头放在膝盖之间。

（2）发生晕厥后，应立即将患者放在通风处，平躺或抬高头和脚，以利于血液流到大脑。同时，解开领口和腰带以保持温暖并避免受凉。

（3）针刺或捏住患者的人中、百会、内关、合谷穴，以强烈刺激唤醒患者。

（4）起床后，给病人糖水、热茶等，并让其注意休息。

（5）立即将患者送医院检查，找出引起晕厥的原因，并及时治疗。

第三节　运动性贫血

贫血是指一种病理状态，其中循环血液中每单位体积的血红蛋白量（也称为血红蛋白，是红细胞的主要成分，是血液中携带和运输氧气的载体）、红细胞和血细胞比容低于正常水平。运动性贫血与运动密切相关。这意味着在体育锻炼或体育比赛中，血红蛋白和红细胞值低于正常值，并发生暂时性贫血。

一、运动性贫血的原因和症状

（一）运动性贫血的原因

运动性贫血的原因一般与红细胞破裂血红蛋白分解和大量排汗使铁随汗排出有关。较为常见的症状是在运动之后出现面色苍白和头晕目眩的情况，还有可能会造成心慌气促和四肢无力。可在运动的前后，适当的补充一些维生素 c，发生运动性贫血之后，需要立即停止高强度的运动训练。可通过营养补充的方法帮助改善运动性贫血的症状。

运动性贫血就是由于长时间的运动，引起红细胞数量减少而出现的贫血。运动性贫血的原因是长时间运动以后，体内乳酸浓度增高，导致红细胞的溶解破坏，长时间运动人体会大量出汗，导致铁元素随着汗液排出体外，时间长了导致机体出现缺铁性贫血。长时间运动，红细胞受到机械性的损伤，也会出现红细胞溶解破坏。出现运动性贫血以后，首先要减少活动量，同时给予铁剂治疗，常用的有二维亚铁、三维亚铁、右旋糖酐铁等。要多吃优质的蛋白质，如新鲜的肉类、豆制品、牛奶等等，如果贫血程度较严重，低血红蛋白于 90g/L，需要给予吸氧治疗。

（二）运动性贫血的症状

1. 轻度贫血

（1）身体有时会感到疲乏困顿，这是轻度贫血的早期表现，如果平时自己睡眠的时间很充足，但还是老感觉到没精神，总是想睡觉，那么就要考虑是不是有贫血的可能了。

（2）运动后容易出现气喘吁吁、心跳加快的现象，这种情况也就是说运动后会出现心悸气短之症，如果本身身体素质不错，在运动后却出现心悸气短之症的，那么不排除贫血的可能。

（3）注意力很难集中，这也是轻度贫血较常见的症状，在工作时想专心去做，却很难集中注意力，老是会分神，从而导致工作效率明显比正常时候低，这种情况也有可能是存在轻度贫血的现象。

（4）胃口差，贫血的发生会影响到食欲，因此如果出现食欲不振的现象，且不是一天两天，和饭菜也没关系，但就是提不起食欲，那么有可能是存在轻度贫血的现象。

2. 中度贫血

（1）当出现中度贫血，那么身体会明显出现疲乏的情况，而且还会伴随着困倦无力的，这也是贫血最常见的一个特点，所以发现后及早地改善一下。

（2）心血管系统也会有一定的问题，尤其是活动后，心悸的情况会加重，气短也很常见，贫血比较严重的患者还会出现心力衰竭的情况。

（3）中枢神经系统也会出现问题，会出现头痛的情况、头晕的情况，还会伴随耳鸣，精神能力不集中。所以当身体频繁地出现这一系列的问题，不妨去医院检查一下是不是中度贫血导致的。

（4）消化系统也有明显的表现，会出现食欲明显减退、腹部胀痛的情况，那么是最明显的，所以及早发现进行改善。

（5）中度贫血也会影响泌尿生殖系统，会出现尿频、尿急的情况，甚至比较严重的还会伴随着尿路感染。

（6）有一部分患者比较敏感，甚至还会出现皮肤干燥、毛发干枯的情况。

3. 重度贫血

（1）脸色不好、苍白。人体中的铁有 60% 是在血液中的，铁是血红蛋白必需的，同时可使其呈红色，人体的铁是氧气的载体，缺乏铁多会导致缺氧现象，而红色素的血红蛋白不足时，就会使血液颜色变浅，更可因氧气不足而导致血液循环不畅通，从而使肤色不好，出现面部、眼睑、口唇、指甲颜色都变白的现象。

（2）头发干枯、掉发。贫血对头发健康影响也是很大的，当出现缺铁性贫血时，头皮得到的血氧量下降，从而导致毛囊处于"饥饿"状态，最终会让头发慢慢脱落，头皮日益显现。

（3）晨起嘴角可出现裂纹。如果早起时发现嘴角有裂纹，要引起重视，有可能是缺铁性贫血引起的，随着贫血的消失，会发现裂纹也会慢慢恢复。

（4）牙龈苍白。当人体贫血时，会导致血红蛋白不足，负责携带氧气至肺部的红细胞也会减少，而由于牙龈血管密集，如红细胞不足的话，就会导致牙龈发白。

（5）易疲劳。身体缺铁时可导致血红蛋白不足，而一旦携带的氧气不足时，人在稍运动一下后就会气喘吁吁的，同时也易感到疲劳和倦怠；另外还会给心脏带来很大的负担，可引起心悸，更严重的可出现胸痛和呼吸困难等症状。

（6）指甲异常。如果贫血严重的话，指甲会变薄且易断裂，甚至有可能会出现劈甲现象，这时自我处理是不能让指甲恢复正常的，要在医生指导下来治疗才行。

二、预防和治疗运动性贫血

（一）补铁

目前常用的药物为硫酸亚铁、维生素 B12、富马酸亚铁、复方阿胶囊、补血口服液等。通过辅正益气、养血活血、温补脾肾的治疗原则，在治疗中能取得良好的效果。

（二）加强营养

首先要加强营养，保证有充足的蛋白质。每人每天摄入 2g/kg 蛋白质（动物蛋白质占 25% 以上）以及含铁、维生素 C、维生素 B12 和叶酸的食品，克服挑食和偏食的不良习惯，多摄入生物利用率高的含铁食物，如牛肉、肝脏、动物血以及绿叶菜、黑木耳、海带、紫菜、豆类等，多吃一些富含维生素 C 的食物，如橙子、西红柿等，可以防止因膳食营养摄入不足引起的贫血。定期为运动员做血红蛋白和血清铁蛋白的检测，做到早期发现，早期治疗。

（三）合理安排运动训练

发现贫血现象后，要及时排查是什么原因导致的贫血。如果是由于运动过量，首先就要降低运动强度、减少运动量，但是不宜马上停止所有的运动，因为适当的运动会刺激人体的造血功能，加快贫血的康复。建议根据自己的情况，把运动量降低到原来的一半或者三分之一，以慢跑、拉伸、徒手力量锻炼为主，维持有效的身体刺激。运动过程中以不感觉累为宜。

（四）中医治疗

根据中医的辩证与治疗，防治缺铁性贫血的中药是补气的黄芪、党参、白术、补血的当归、枸杞、大枣，活血的丹参，清热的人工牛黄、银杏叶，疏肝的柴胡，补肾的熟地、女贞子，补阴的黄精、五味子等。中药对治疗贫血非常有效。可以口服卢迪、鸡血藤、黄芪等气血两用药，效果会更好。

第四节　运动中腹痛

腹部疼痛是运动过程中的常见症状。它在中长跑、马拉松、竞走、骑自行车、篮球和其他运动中发病率很高。其中，三分之一的人无法找到疾病的病因，而仅与运动训练有关。

一、运动中腹痛的原因和症状

（一）运动中腹痛的原因

1.肝脏充血

运动有时可引起肝脾区疼痛，其原因如下。

如果发生在运动早期，其原因多为准备活动不足，开始速度过快，内脏器官活动与运动器官不相适应，在内脏器官功能还没有提高到应有的活动水平时就加大运动强度。

发生在运动早期的第二个原因，是呼吸节律紊乱。剧烈运动时，呼吸变得不均匀，没有节律，使呼吸变得表浅，频率过快，从而造成呼吸肌疲劳，甚至痉挛。

肝、脾悬重韧带紧张牵扯，亦能引起疼痛，多发生在运动中后期。

运动中肝脾未见淤血，肝区疼痛是激烈运动时肝糖消耗增多，热量释放猛增，局部温度明显升高，使肝细胞膨胀，与横膈膜的摩擦加剧，神经受刺激而引起的。

2.腹直肌痉挛

多在运动后发生，诊断容易，发生位置表浅，用手可触及腹直肌痉挛情况，主要是运动时大量排汗，盐分丧失，水盐代谢失调所致。

3.胃肠道痉挛或功能障碍

多因饮食不当、暴饮暴食、离运动时间过近或吃得过饱、喝得过多（尤其是冷饮），或因吃的是产气食物和不易消化食物（豆类、薯类、牛肉等）而发病。此种原因引起的疼痛多在上腹部，疼痛的性质多为钝痛、胀痛，严重者可产生绞痛。

运动安排不当（如空腹运动、胃酸分泌过多或吸入冷空气等），可能引起胃部痉挛。

另外有些因素可能引起宿便，使粪便过于干燥，刺激肠黏膜而引起痉挛疼痛。此类疼痛多发生在左下腹。由蛔虫或其他寄生虫所致疼痛，多发生在脐周围。

4. 腹部慢性疾病

原有慢性阑尾炎、溃疡病、慢性盆腔炎或肠道寄生虫等疾病的运动者，参加激烈活动时，由于受到振动和牵扯即可产生运动中疼痛，这种腹痛部位与原来病痛部位一致。

5. 原因不明的右上腹痛

此类运动中腹痛有如下特点：大多数安静时不痛，运动时痛，其疼痛程度与运动量大小及运动强度成正比，减慢速度，减小运动强度或作深呼吸或按压腹部后，疼痛可减轻；除腹痛外无其他特异性症状；肝功能、肝脾超声波或胆汁等检查未见异常，各种"保肝"药物治疗无效。

了解腹痛的原因我们才能更好地应对，把自己在运动中的风险降到最低。

（二）运动中腹痛的症状

运动当中腹痛，刚开始的时候会觉得，肚子都不会稍微疼痛，随后心脏部位也会出现头痛，这种情况可能跟你在运动前吃的食物有关，一般是在吃完食物一个小时之后才可以运动，而且在这段期间，因为食物没有完全消化，如果剧烈运动就会使肠胃受到影响，所以就会引起腹痛，所以想要锻炼最好是在饭后一个小时或者一个半小时左右，这样更安全。

1. 腹痛的性质和程度

腹痛的性质与病变所在脏器及病变的性质有关，如绞痛常表示空腔脏器梗阻；胀痛常为内脏包膜张力增大，系膜的牵拉或空腔器官胀气扩张所致。疼痛的程度有时和病变严重程度相一致，但由于个体差异，有时疼痛的程度并不反映病变的程度。

2. 腹痛部位

腹痛的体表位置常和脊髓的节段性分布有关。通常情况下疼痛所在部位即为病变所在部位，但有一些病变引起的疼痛放射至固定的区域，如急性胆囊炎可放射至右肩胛部和背部，阑尾炎引起的疼痛可由脐周转移至右下腹。

3. 伴随症状

腹痛伴随发热提示炎症、结缔组织病、恶性肿瘤等；伴呕吐提示食管、胃或胆道疾病；呕吐量多提示有胃肠梗阻；伴腹泻提示肠道炎症、吸收不良、胰腺疾病；伴休克，同时有贫血提示腹腔脏器破裂（如肝或脾破裂或异位妊娠破裂），心肌梗死、肺炎也可有腹痛伴休克，应特别警惕；伴尿急、尿频、尿痛、血尿等，表明可能泌尿系感染或结石；伴消化道出血，如为柏油样便或呕血提示消化性溃疡或胃炎等；如为鲜血便或暗红色血便，常提示溃疡性结肠炎、结肠癌、肠结核等。

二、运动中腹痛的防治

（一）预防运动中的腹痛

1. 寻求科学有效的训练原则，找到适合自己的正确训练方法。注意在运动过程中要学会自己调整。

2. 运动前做必要的热身，特别是冬天，不要急于脱掉身上的衣物。

3. 合理安排自己的饮食，注重营养的全面，不吃生冷的食物，特别是运动后不要喝凉水。喝水的原则是少量多次，这样水分才能被身体充分地吸收。

（二）运动中腹痛的治疗

（1）对于由腹内或腹外疾病引起的腹痛，相应的治疗方法（药物、物理疗法、部分封堵等）主要基于原发疾病。

（2）对于仅在运动中加速后才经历腹痛的运动员，第一步是加强整体身体素质训练和特殊技术训练。研究表明，如果运动员未接受充分的体能训练，则在运动过程中容易出现腹痛。此外，由于技术水平低下和战术使用不当，参加长距离跑步和骑自行车活动的大学生在运动过程中容易出现腹痛。

（3）一旦在运动中产生腹痛应及时减慢运动速度并降低运动强度，加深呼吸，调整呼吸和运动节奏，用手按压疼痛部位，或弯腰跑一段距离，一般疼痛即可减轻或消失。如果无效，就应停止运动，或点掐，针刺足三里、内关、三阴交等穴位，或进行腹部热敷等。如果仍然很痛，则应暂时停止运动，并在腹部热敷。如果没有效果，请致电医生。

第五节　肌肉痉挛

肌肉抽筋，通常称为抽筋，是非自愿的肌肉收缩。在运动过程中，腓肠肌最容易发生肌肉痉挛，其次是趾长屈肌。在足球、篮球和游泳运动中，肌肉抽筋更为常见。

一、肌肉抽筋的原因和症状

（一）肌肉抽筋的原因

1. 冷刺激

由冷刺激引起的肌肉兴奋性增加，刚性收缩。当准备不足时，则有可能发生肌肉抽筋。

2. 电解质流失过多

这是由于剧烈运动、高温运动、饮食控制过度大熬制电解质流失或补充不足，血液中增加的肌肉兴奋性，刚性收缩中的钙和镁离子浓度降低而引起的。

3. 肌肉继续收缩过快，并且没有足够的放松

这是由于肌肉收缩和松弛刚性收缩不协调引起的。

4. 疲劳

肌肉中大量酸性代谢产物的积累会引起肌肉痉挛，尤其是在疲劳条件下剧烈运动或突然施加压力时。

（二）肌肉痉挛的症状

痉挛的肌肉僵硬、剧烈疼痛和肿胀，肌肉的运动能力和柔韧性降低，参与肌肉痉挛的关节功能也将有一定的障碍。

二、预防和治疗肌肉痉挛

（一）预防肌肉抽筋

加强体育锻炼，提高人体的抗寒性和耐力。大学生在运动前必须认真做准备运动，并提前按摩容易痉挛的肌肉。冬季运动时要注意保暖，夏季运动时，尤其是剧烈运动或长期运动时，请注意补充电解质和摄取维生素 B1。劳累和饥饿时，请勿进行剧烈运动。在入水之前，先用冷水淋浴全身，以使身体适应寒冷，当水温过低时，游泳时间不应过长。必须学会在运动中放松肌肉，并且在减肥和控制体重方面要科学。

（二）治疗肌肉痉挛

通常可以通过向反方向拉动痉挛肌肉来缓解不太严重的肌肉痉挛。拉动时不要用力过大，并且力要均匀而缓慢，以免造成肌肉拉伤。当腓肠肌发生痉挛时，可以拉直膝盖关节，同时，将踝关节完全向后伸展，以延长痉挛性腓肠肌。幻觉和屈肌的痉挛可拉伸脚和脚趾，同时，用揉捏和重力按压按摩痉挛肌肉。针灸或按穴，如委中、承山、涌泉等都可以针灸。处理时要保暖，热疗（如热水浸泡，局部热敷）也有一定作用。严重的肌肉痉挛有时需要麻醉以缓解。

例如，在游泳期间，如果发生肌肉抽筋，不要惊慌。如果无法应付或自救，请深吸一口气，漂浮在水上，并立即寻求帮助。缓解水中腓肠肌痉挛的方法是深呼吸，用痉挛肢的另一只手握住痉挛肢的脚趾，然后在按压同侧手掌的同时将其拉向身体紧贴在膝盖上，拉直膝盖关节。缓解后，慢慢游到岸边。不建议在肌肉抽筋后游泳，应该上岸休息，保暖，并进行局部按摩以放松肌肉。

第六节　中暑的处理

中暑是由高温环境引起的，其特征是体温调节中心功能异常，汗腺功能衰竭以及过多的水和电解质流失。在炎热季节长时间运动的人中更容易中暑，其直肠温度可达到 40℃ ~ 42℃。

一、中暑的原因和症状

（一）中暑的原因

1.生理因素

人体的热源来自内部和外部：内部的热量是人体的代谢热，它具有大量的肌肉活动和热量。外部来源来自环境，人体和外部环境通过传导、辐射、对流和蒸发而持续相连，进行热交换，即吸热和散热。周围环境的温度越高，人体通过辐射散发热量的需求就越少。当温度达到35℃或更高时，人体将无法通过辐射和对流来散热，蒸发和出汗是散热的唯一方法，湿度和流速直接相关。在相对较高的温度条件下，唯一的蒸发散热方法也会受到影响。此时，如果运动量大，人体会产生更多的热量，并且热量积聚的结果是体温显著升高（有时会升高到41℃～42℃），从而影响人体的生理功能。

2.外部环境

外部环境因素也会导致中暑和太阳辐射。如果体温调节功能失调，汗腺无法引起出汗，则会发生中暑。如果在高温环境下运动，阳光长时间照射在头部，会穿透颅骨并引起脑膜充血，如果在运动过程中出汗过多，则水和盐的代谢会紊乱，血液中氯化钠的浓度会降低，这会导致肌肉兴奋性增加并引起肌肉痉挛。如果继续大量出汗并且未能及时补充水和盐饮料，则可能导致脱水，血液浓缩并且黏度增加，血液量不足，可能导致周围循环衰竭和中暑。

（二）中暑症状

1.抽筋（热抽筋）

痉挛发生在四肢肌肉和腹部肌肉中，血液和尿液中的氯化物减少。

2.散热

有明显的脱水迹象，即皮肤苍白、出冷汗。身体虚弱、呼吸浅、血压增高；混乱或昏迷，伴有发烧和抽筋。

3.循环衰竭

轻度患者的体温升高，脉搏和呼吸加快，并伴有头痛，头晕，多汗症，口渴和疲劳等现象。在严重的情况下，上述症状加深，皮肤灼热而不出汗，体温可能高达 40～42℃。混乱导致完全昏迷。外周循环衰竭，血压下降，瞳孔缩小，光反射缓慢。在后期，瞳孔散大并且光反射消失。如果救援不及时，将有死亡的危险。

4. 头痛恶心

轻度患者会头痛、头晕、恶心和呕吐等；严重的患者会昏迷，其体温不高或略有升高。

二、中暑的预防和治疗

（一）预防中暑

1. 运动时间如果安排在炎热的夏季，要避免在一天中最热的时间进行。在炎热的天气中锻炼时，建议穿浅色衣服并且戴遮阳帽。确保充足的睡眠并加强常规医疗监督。

2. 在炎热的天气安排体育时和比赛时，注意补充食物中的蛋白质，并增加维生素 B1、维生素 B2 和维生素 C 的供应。确保合理的水和盐供应，强调运动员应反复喝少量水，并在运动或比赛后增加氯化钠的供应。所需的氯化钠可通过含盐饮料、蔬菜汤和盐腌食品提供。

3. 对不耐高温的大学生要加强预防措施。中暑有明显的个体差异，有些学生对热更敏感，不耐高温意味着有些人不能忍受热量，他们的体温上升速度比一般人还快，更容易中暑，年轻人中暑的风险更大。耐热性低的原因包括脱水、肥胖，身体不适、疾病、皮肤因素等。如果有诱因，则应减少或避免在炎热天气下进行剧烈运动多注意那些易中暑的人。

（二）中暑的治疗

1. 现场急救

必须保持呼吸道通畅，测量血压、脉搏、直肠温度并且使用滴注液。在严重的情况下，应将其送到医院进行治疗。如果不及时采取有效的中暑救治措施，死亡率可能高达 5%～30%。

2. 一般处理

体力衰竭和热痉挛的患者应转移到通风阴凉的地方休息。患有热痉挛的患者可以通过服用冷盐水、盐水饮料或静脉注射生理盐水，并服用十滴藿香正气水而迅速好转。为那些有循环衰竭的患者静脉注射生理盐水和氯化钾。通常，患者可以在 30 分钟到几小时内康复。

3. 物理冷却

用 4℃ ~ 11℃ 的冷水擦拭皮肤，以扩张皮肤的血管，促进血液循环。使用风扇吹气。将冰袋放在头部、腋窝和腹股沟处冷却。

第七节　运动性血尿

运动引起的血尿是指健康人运动后发生的短暂性血尿。尽管已对其进行了详细检查，但找不到其他原因。关于运动性血尿发生率的研究结果差异很大，但是在各种运动中，有训练经验的运动员和刚开始接受训练的新手大学生都出现了这种情况，在跑步中跳跃，球类游戏和拳击比赛更为常见。

一、运动性血尿的原因和症状

（一）运动性血尿的原因

1. 肾脏损害

剧烈运动期间可能会发生肾脏损伤。它是由于肾脏血管收缩，肾小球基底膜细胞空间增大，通透性增加以及红细胞过滤进入肾小球囊腔而引起的。剧烈运动会使肾脏受到挤压、牵拉或撞击，从而对肾脏组织和毛细血管造成轻微损害，进而导致血尿。

2. 肾脏缺血缺氧

在剧烈运动期间，血液会重新分配到全身，并且血液优先提供给心肺系统和肌肉骨骼系统，从而减少了肾脏的血流，肾小球的血液供应相对不足，从而导致肾小球的通透性降低，肾小球毛细血管壁增加，红细胞漏出。同时，由于肾上腺素和去甲肾上腺素的分泌增加，肾血管收缩，导致缺血、缺氧，从而形成运动性血尿的形成。

3. 肾静脉压升高

在直立姿势下，大学生进行长期的踢腿动作，肾脏周围脂肪较少，因此肾脏向下运动，肾静脉和下腔静脉之间的角度变尖，血管在两条静脉的相交处扭曲，导致肾静脉血压升高，红细胞外渗，形成血尿。

4. 泌尿系统器质性疾病

剧烈运动对泌尿系统的器质性疾病，例如肾炎、尿路结石或感染等的刺激会增加，可能会损害它们或加重其变化并导致血尿。

5. 不当运动

在男子长距离跑步中，两只脚都会在地面上振动，从而反复冲击膀胱的背面和底部，如果膀胱中的尿液不足，会导致膀胱壁黏膜出血形成血尿。这种类型的血尿主要出现在尿液的后三分之一处。

6. 其他原因

小的肾血管瘤和微石症等异常现象可能由于运动而引起血尿。

（二）运动性血尿的症状

1. 血尿在运动后立即出现，其明显程度与运动负荷和运动强度密切相关。

2. 男运动员更为普遍，尤其是在跑步、跳跃和接球运动中。

3. 如果在血尿发生后停止运动，血尿会迅速消失。在大多数情况下，运动后24小时至3天内尿液中的红细胞会完全消失。

4. 除血尿外，其他各项检查均正常，除血尿、血液检查、肾功能检查、腹部X光检查、B超检查及肾盂造影，它还伴有全身和局部的特定症状和体征。超过一半的运动引起的血尿没有伴随症状。一些锻炼者的症状包括身体机能下降、腰痛、腰部不适和尿道灼热感。

5. 从长期随访观察的结果来看，虽然有些运动员会多年运动反复引起血尿，但对运动员的健康没有明显的不良影响。

二、预防和治疗运动性血尿

（一）预防运动引起的血尿

1. 遵守锻炼的科学原则，应逐步增加负荷和训练强度，避免负荷和运动强度突然增加，并为全身和腰部作充分准备。

2. 在体育比赛中合理安排饮水系统，在艰苦的体育比赛中适当补充水。

3.注意周围环境的变化，并调整运动强度。

（二）运动性血尿的治疗

1.患有严重血尿的患者，无论其他伴随症状如何，都应停止运动；对于无症状的微观血尿运动者，应减轻运动负荷并继续观察。

2.在严重的情况下，可以尝试使用止血药，例如维生素 K 和维生素 C。

3.身体机能差的人可以补充 ATP 或 B 族维生素。

4.应根据病因积极治疗器质性疾病和外伤引起的血尿，一般不接受常规运动训练。

第八节　运动应激综合征

运动压力综合征是指在训练或比赛期间大学生的运动负荷超过身体的承受能力时发生的生理机能障碍或病理现象。它通常在激烈的训练或比赛后立即发生，或者在训练后或比赛后短时间内发生。运动压力综合征多发生在训练水平低、经验较少的大学生中。在因受伤或疾病长期中断后恢复训练的大学生中，也可能发生这种情况。有时在强烈的精神刺激后也会高水平发生。这种现象在高校运动员中长跑、马拉松、中长滑冰、骑自行车、划船、足球、拳击、举重、短跑等运动中更常见。

一、运动压力综合征的病因和症状

（一）运动压力综合征的原因

1.训练水平低，生理状态不好，比赛经验少。

2.因患病长时间中断训练后，突然进行剧烈运动。

3.患有心血管疾病，例如动脉硬化和高血压，仍进行运动。

（二）运动压力综合征的症状

1.简单折叠类型

简单的折叠类型在田径运动员中更为常见。运动员跑步后立即出现面色苍白、恶心、呕吐、头晕、虚弱和出汗等现象。轻度者短暂休息后会好转，重度者需要卧床休息 1~2 天以缓解症状。大多数患者有意识并可以回答问题。这种类型在训练水平较低的新手或中止一段时间后突然参加比赛的大学生中更常见。

2. 晕厥类型

晕厥类型主要表现为运动期间或运动后短暂的意识丧失。晕厥前，常伴有头晕、耳鸣、眼前发黑、面色苍白、疲倦和出冷汗等情况。清醒后，患者抱怨全身无力，头痛，头晕，恶心和呕吐等现象。根据晕厥的特征，它可以分为三种亚型。

（1）举重期间的晕厥。猛冲时，胸腔和肺中的压力突然增加，返回心脏的血液量减少，心输出量急剧下降，导致短期脑部血液供应不足，会持续 20~30 秒的晕厥状态。

（2）重力冲击。短跑后突然停止引起的晕厥称为重力冲击。它主要发生在田径运动员中，在短跑和中跑期间更常见，有时还在骑自行车和竞走中发生。当身体运动时，周围组织的血管显著扩张，与静止时相比，血流量增加了数倍。此时，血液可以通过节律性的肌肉收缩和松弛以及胸腔内负压的抽吸作用返回心脏。当运动员突然停止运动时，肌肉收缩突然停止，大量血液聚集在下肢，导致循环血量急剧减少，血压下降，心跳加快且心律失常，出现晕厥。

（3）强烈刺激后的晕厥。剧烈刺激后的晕厥经常发生在参加大型国际比赛的高水平运动员中。在激烈的竞争之后发生的突然的意识丧失现象。

3. 脑血管痉挛型

脑血管痉挛表现为运动中或运动后一只肢体麻木，运动不灵活，通常伴有严重的恶心和呕吐症状。这可能与运动过程中某些先天性脑血管畸形或脑供血障碍有关。

4. 急性胃肠道综合征

运动引起的急性胃肠综合征是过度紧张的表现。轻度运动者在剧烈运动后不久会出现恶心、呕吐、头痛、头晕、面色苍白等症状，并在 1~4 小时后逐渐缓解。在更严重的情况下，运动后呕吐咖啡样物质，隐血阳性，提示上消化道有血液。这可能与运动引起的压力反应以及胃肠道血流的急剧减少有关。

5. 急性心脏功能不全和心肌损伤

运动后，患者面色苍白，呼吸困难，窒息，胸痛，咯血性痰，右肋骨疼痛，肝肿大，心律过快、较弱或心律不齐，血压下降，全身无力甚至意识丧失。从运动中发生的情况来看，这主要是剧烈运动过程中交感肾上腺髓质系统的兴奋，这会增加心率，增加心肌耗氧量，并由于过度的心负荷导致心力衰竭。有些可能会造成心肌损伤，有些可能会因剧烈运动而直接引起心肌出血、水肿、炎症和其他变化，导致心肌缺血，心肌梗死，急性心力衰竭，有些则是在原始心脏病的基础上诱发的。

二、运动压力综合征的防治

（一）运动压力综合征的预防

防止锻炼者发展运动压力综合征非常重要。预防的关键有以下四点。

1.运动前进行身体检查。心血管功能不良和患有感冒、扁桃体炎、急性胃肠炎等急性疾病的人请勿进行剧烈运动或参加比赛。

2.遵守循序渐进的运动原理。避免在没有锻炼的情况下参加剧烈的运动和比赛，避免在受伤未恢复或未完全康复时参加剧烈的运动和比赛。

3.加强运动过程中的医学观察和自我监督，特别注意运动基础较差的大学生。我们必须坚持健身原则，不要过分追求运动成绩和成就。

4.在运动和比赛之前要做好充分的准备，运动后要放松身体的各个部位。

（二）运动压力综合征的治疗

1.对症状轻微的大学生的主要治疗方法是卧床休息、保暖和喝热水。较重的人可以吸入氧气或静脉内注射葡萄糖等加快恢复速度。

2.晕厥型大学生的治疗方法是仰卧，头部稍低，保持呼吸道通畅，并迅速检查脉搏、血压、体温和心电图。应吸氧并静脉注射 40—60 毫升高渗葡萄糖溶液。如果效果不明显，应迅速将其送到附近的医院进行治疗。

3.大学生脑血管痉挛的主要治疗方法是仰卧，头部略微降低，保持呼吸道通畅，进行一系列脑部检查以发现脑血管疾病。

4.患有急性胃肠道综合征的大学生，尤其是患有胃出血的大学生，应暂停特殊训练，进行休息和观察，必要时服用止血药，并吃流质食物、半流质食物和易消化的食物。通常，运动可以在 1~2 周内恢复，如果重复出血，应在休息后进行胃镜检查以查明原因并给予适当的治疗。

5.对于患有急性心脏功能不全或心肌损伤的患者，可以将其置于半卧位，保持安静和温暖，并应在紧急治疗（例如吸氧）后立即送医院进一步治疗。现场急救期间，如果患者失去知觉，则可以使用其他紧急情况，例如按压人中、百会、合谷和涌泉穴。如果呼吸和心跳停止，则应进行人工呼吸和胸部按压。

第六章　运动康复与大学生身体健康研究

体育锻炼可以增强大学生的身体素质，但体育锻炼中也可能发生一些运动损伤情况，这要求大学生进行运动康复以恢复健康。

第一节　按摩与康复

一、按摩概述

（一）按摩的概念和特点

1. 概念

按摩是用手或器械来回摩擦、揉捏或敲打身体的表面部分的行为，它是防治疾病、消除疲劳的一种治疗方法。按摩具有疏通经络、滑利关节、调理脏腑气血、增强人体抗病能力的作用。按摩简单易行，既能治病，又能防病。

按摩是以中医的脏腑、经络学说为理论基础，并结合西医的解剖和病理诊断，用手法作用于人体体表的特定部位以调节机体生理、病理状况，达到理疗目的的方法。从性质上来说，它是一种物理的治疗方法。从按摩的治疗上，可分为保健按摩、运动按摩和医疗按摩。

2. 特点

（1）柔和性

柔和性是指按摩轻柔和缓，使被按摩者感觉舒适和放松，避免用力过猛和手法粗糙。柔和性并不完全体现在按摩力度和速度上，因为必须达到一定力量和速度才能取得良好的效果，因此柔和性更重要的是增大受力面积、配合手法震颤及心理疏导（即通过音乐或对话使其进一步放松），这样方可使按摩柔和的特点贯穿始终。

（2）节奏性

节奏性是指按摩富有节奏，保持一定的速度和力量，不能忽快忽慢，忽轻忽重，从开始到结束都要掌控好按摩的频率、节律和力度。只有节奏性的手法才能在相应时间内（一般是 15～20 分钟）完成整套按摩，才可以让被按摩者沉浸在按摩的享受之中，达到身心俱悦的效果。

（3）连贯性

连贯性是指按摩连续贯通，整个按摩过程中手法的交换变化要顺畅自然，渐变渐缓渐停，不能突然转换和中断，且按摩中要做到"手不离身"。

（4）方向性

方向性是指按摩要顺着皮肤肌理、纹理的走向进行按摩，克服重力效应而往往向上抹拉皮肤和肌肉，对抗皱纹生成或加深。

（5）渗透性

渗透性是指按摩由浅入深、由表及里，力道和作用都逐渐深透。按摩时手法需要持续一定时间，以使皮肤微热泛红为度。

（二）按摩的分类

1. 从按摩的内容上，可分为医疗按摩、保健按摩、运动按摩.

（1）医疗按摩。又称推拿疗法，是中医外治疗法之一，也是人类最古老的一种主要用按摩达到治病目的的物理疗法。除治疗外科病（即伤科按摩）外，还可治疗内科疾病（妇科、内科、儿科等），对于慢性疾病、功能性疾病、发育性疾病疗效甚好。

（2）保健按摩。保健按摩是指医者运用按摩手法，在人体的适当部位进行操作所产生的刺激信息通过反射方式对人体的神经体液调整功能施以影响，从而达到消除疲劳、调节体内信息、增强体质、健美防衰、延年益寿的目的。

保健按摩施术手法很多，如常用的表面按摩法、揉捏池颈法、棉布摩擦法、拍打法、四肢抽抖法等，它动作轻柔，运用灵活，便于操作，使用范围甚广，不论男女老幼、体质强弱、有无病症，均可采用不同的施术手法，进行保健按摩。

（3）运动按摩

体育与卫生相结合，两者必将相互促进和发展，按摩在体育运动中的应用，也就随之发展，并逐渐形成了运动按摩。

运动按摩是以调整和保护运动员良好的竞技状态，增进和发展运动员潜在体能，达到运动成绩为目的。近年来，国内外的一些实践表明，它为创造优异的运动成绩所起的作用和意义已越来越明显了。

①运动前按摩。体育运动一般分为运动训练和运动竞赛，在这些活动之前进行的按摩，称为运动前按摩。它能促使人体的神经、肌肉、关节、内脏器官和心理情绪活跃起来，以适应即将面对的运动，减轻和心理的负担，从而预防伤病菌，提高体力，在运动中发挥积极的作用。

②训练前按摩。运动训练前的按摩，要求帮助运动员提高训练作业的能力；帮助促进身体素质的发展，有利于预防疾病，促进人体各系统的器官都动员起来，以适应即将参加的运动。在具体操作上，必须根据运动项目的特点，以及运动员的个体特点进行。一些能量消耗较多的运动项目，例如中长跑、游泳、自行车、篮球、足球、排球等，如采用按摩的方法，来代替需要消耗部分能量的准备活动，这就为运动提供了更多的能量。

③赛前按摩。运动竞赛前的按摩，名赛前按摩。通常在赛前 15 ~ 30 分钟完成。有时，当运动员在接到竞赛的通知时，就出现了赛前状态，有的人会出现不良情况，需要进行医学处理，这就是说，需要在竞赛前若干天就进行按摩。例如，竞赛前，运动员过分紧张，晚上不易入睡或入睡后多梦易醒，或噩梦不安等，影响运动员的睡眠休息。由于夜不得眠，出现白天精神不振、烦躁不安、食欲不佳等症状，这将影响运动员参加竞赛时所必需的良好竞技状态。出现这种情况时，就应该进行镇静安眠的按摩。

失眠的时间较长。症状更剧的运动员，在用上法按摩之外，还要按摩气冲穴，掐、揉神门穴，掐行间穴等。所有这些刺激，用力都不要过重，以有轻微酸胀感为度，通常要进行 20 分钟，或更长的时间。运动员在起赛前过度兴奋、坐立不安、情绪激动、脉搏升高、呼吸迫促，甚至出现多尿的情况，动作的准确性和协调性也受到不良影响，结果会妨碍运动技术水平的充分发挥，这时也需要合理按摩。

④运动后按摩。激烈的运动训练或竞赛之后，运动员的神经、体液、循环、

呼吸、消化、代谢和酸碱平衡等方面，都要发生巨大的变化，这些变化一时破坏了机体内环境的平衡。但它很快又达到新的平衡，这个新的平衡，通常都标志着机体工作能力的提高。但是，在内环境各机能系统达到平衡的过程中，有时出现迟缓环节，一般的表现有：精神过度紧张，失眠，肌肉紧张，疲劳等。运动后的按摩，可以促使这些现象消除，加速内环境达到新的平衡，加速提高对运动负荷的能力，加速完成对后面运动负荷的准备。

运动后按摩所采用的手法、用力的大小、时间的长短等，均应根据运动员的体质、性别、运动项目的特点，特别是要求根据运动后反映出来的情况（如头昏胀、欲呕、四肢乏力、肌紧张、失眠等）来决定。需要遵守个别对待的原则，不可千篇一律。我们通常采用的手法，有抚摩、揉捏、推压、振动和抖动等。对体质强壮、肌肉丰满者，按摩力量应当重些，时间应当长些；反之，用力则要轻些，时间应当短些。运动员在十分疲劳的情况下，常采用经穴按摩，其手法是按、压、分、揉、掐、推等，以疏通气血、内外通达、平衡阴阳，使运动能力得到较快的恢复，并有所提高。

运动后的全身按摩通常是一周进行一次，在训练后休息1～2小时或更长的时间后进行，最好是在温水浴后，在温暖、清静的室内进行。运动员舒适地躺在床上，裸露被按摩的部位，依照胸、腹、上肢、下肢的次序，顺血液和淋巴回流的方向进行按摩。使用揉捏、推压、摇晃、抖动等手法，由轻到重按摩。同时根据各个部位的疲劳情况，循经取穴，施行揉、捻、推、掐等手法，以调和气血，更快地消除疲劳。如按摩进行到运动员快要入睡时，应停止按摩，给被按摩者轻轻盖上被子，防止感冒。运动员睡醒之后，便会精神饱满，全身舒适。

（三）按摩的基本功能

1. 调节内脏功能，增强人体的抗病能力

按摩是一种良性物理刺激，可以刺激或抑制神经系统，并通过神经反射影响身体各个系统的功能，即补充和调节身体的能量，从而疏通气血、经络和侧支，以达到增强身体的目的。许多事实也证明，按摩技术作用于人体，可以使整个身体顺畅地流动，调和阴阳，使内脏变强。

在日常生活中，经常按压太阳、睛明、印堂和四白穴可以预防近视；经常在脊柱两侧摩擦和推动，可以增强人体的抗病能力；从第四个腰椎椎骨向尾尖推动，顺时针方向推动腹部，可以改善肠蠕动并促进肠功能。

2. 改善新陈代谢过程，消除身体疲劳

按摩主要采用揉、捏和推挤肌肉和组织的技术，促进毛细血管扩张，改善血液循环并消除肌肉和组织中积累的代谢产物，从而改善局部营养供应并增强肌肉弹性，舒缓经络，放松身心肌肉，消除疲劳并恢复体力。例如，对于患有肌肉痉挛的人，可以通过按摩来调节相关的肌肉系统，缓解肌肉痉挛。

二、常见的恢复方法

（一）积极手段

1. 整理活动

整理活动是一种较轻松、简单、易做的运动，效果很好，可以促进身体机能的恢复。它通常在运动结束后立即进行，其内容包括慢跑、放松体操和针对身体各个肌肉群的静态伸展运动。练习时，运动速度必须缓慢而柔和，并尝试放松肌肉。其目的是使身体从剧烈运动逐渐恢复到相对安静的状态，加速排出运动过程中体内积累的乳酸，改善肌肉血液循环，帮助消除疲劳，促进身体恢复并预防运动损伤。

研究表明，在训练结束时进行轻度运动时，乳酸排泄的速度大约是安静时的两倍。因此，在训练结束时组织 5～15 分钟的活动是适当的。

2. 积极休息

建议在整理活动（例如步行、慢跑）和轻度运动（例如更改身体位置）后，进行积极的休息，其目的是促进全身血液循环并加速消除乳酸。

3. 拉伸运动

运动后的功能性伸展运动利用身体自身的重量，或借助某些物品和设备，使四肢保持在一定的伸展位置，以伸展肌肉或肌纤维。其目的是提高身体的柔韧性，放松四肢，减轻肌肉紧张，缓解肌肉酸痛，加速消除疲劳并降低后续锻炼中肌肉拉伤的风险。

（二）营养支持

营养是影响运动能力和身体素质的重要因素。运动可以加速物质和能量的新陈代谢，同时对营养素的质和量提出了更高的要求。

恢复运动能力的关键是恢复人体的能量储备，包括肌肉和肝糖原储备中关键酶的活性以及体液和微量元素的平衡。补充营养是身体恢复的物质基础。

1.合理部署能量来源

如果根据蛋白质、脂肪和糖的比例划分运动时需要补充的卡路里，并根据需要均衡饮食，则三种能量的补充比例为1.2：0.8：4.5。

由于训练负荷的特性，耐力运动在饮食中需要较高的糖含量，因此三种能量的比例为1.2：1：7.5。

对于训练负荷相对较小的项目，三种能量的比率为1：0.6：3.5。三种主要营养素的总摄入量应基于运动期间人体的代谢需要来确定。

2.补充营养

（1）糖

一般以葡萄糖、果糖、低聚糖和淀粉为主。它们各有各的优点和缺点，所以必须科学地选择合适类型来进行补充。葡萄糖的特点是吸收快，有利于肌糖原合成，但是由于是单糖，补充的能力不如其他几种，且葡萄糖会造成胰岛素分泌增多，如果补充不当可能会引起低血糖。果糖较葡萄糖吸收慢，主要参与肝糖原合成，引起胰岛素分泌的作用小，但大量使用的时候会引起胃肠不适，用量不宜超过35克/升，同时应与葡萄糖联合使用。低聚糖一般由3—8个单糖组成，吸收速率比单糖和双糖慢，可延长耐力运动中糖的供应时间，对胰岛素的影响比前两者都小，不会有口感过于甜腻的问题，缺点是价格较贵。淀粉类的糖食品，吸收消化速率最慢，不会引起血糖和胰岛素的突然增加，供给的能量最大，但是由于吸收慢，不适宜大量使用或是在运动中使用，会造成过饱感，一般用于运动和比赛前的加强补糖或运动和比赛后的加餐。

（2）高能固体饮料

运动饮料从功能看主要分成两种：补充型和功能型。补充型的作用是有针对性地补充人体运动时丢失的营养，保持、提高运动能力，加速运动后疲劳的消除；功能型是通过在饮料中添加维生素、矿物质等各种功能因子，使之具有某种功能，以满足特定人群的保健需要。运动饮料是继汽水、可乐、乳酸饮料、果汁饮料之后的第五代饮料，它具有前四代饮料所不具备的特殊功用。运动饮料一般都加有无机盐和维生素，对运动中的能量供给和运动后的体力恢复都有好处，能保证运动中身体始终处在一个较好的状态。一般饮料则不含有这些成分。

运动之前、中、后，适度的喝水是"健康运动"必须具备的。运动饮料应该少喝，除非太累，由于其中有钾、钠含量之故，茶、咖啡等刺激性饮料更应避免在运动后饮用，蒸馏水虽干净，但没有矿物质，如果流汗过多，可加少许的盐，以利新陈代谢。碳酸饮料如汽水、可乐，其实并不适合饮用，冰水最好不要饮用，以免伤到肺部及气管，对于温热的内部器官如食道、胃等消化器官亦不妥当。

（三）身体康复

通常，使用诸如浴疗法，拔罐，针灸，按摩和吸氧的方法来消除肌肉疲劳并促进身体恢复。

1. 浴疗法

温水浴：温水浴可以促进全身血液循环，缓解肌肉紧张，达到消除疲劳的目的。建议将水浴温度控制在 32℃~40℃，通常在训练后 30 分钟进行。

桑拿浴：也称为蒸汽浴，它在特殊的木制小屋中用电炉加热空气，从而创造了高温干燥的环境。它具有使人平静、充实和放松肌肉和关节、消除疲劳的功能。此外，它还可以促进身体大量出汗和减肥。桑拿浴应距离比赛至少 2~3 天，每次应持续 2 个小时左右，如果条件允许，建议每周进行 1—2 次。

脉冲式水力按摩浴：在与身体躯干相对应的特殊浴缸中设置了多个喷嘴，可将水自动喷洒到需要实现按摩和放松的肌肉上。水的压力可以达到 3 个标准大气压，按摩时可以选择水流的强度和喷雾位置。

2. 理疗

使用物理治疗设备，包括电疗、磁疗、蜡疗和热疗，可以促进血液循环，镇痛和抗炎，改善人体器官的功能或局部组织的状态，并加速消除疲劳和功能康复在保健，治疗和康复中起着良好的作用。

其中，热疗仪使用最广泛，主要包括红外治疗仪、微波治疗仪、短波和超短波治疗仪。

3. 拔罐

拔罐的方法包括留罐法、闪光法、走罐法和刺血拔罐法等。它常用于严重局部疲劳和受伤的人。拔罐以杯和罐为工具，用火将罐中的空气排出，产生负压并吸附在皮肤上，使组织中的血淤散布在体表，有助于组织代谢物的吸收和排泄，并使疲劳得到消除。

4. 针灸

针灸是指使用各种针头刺激穴位以减轻疲劳和治疗伤害。针灸的方法很多。常用的有针刺法，电针法和艾灸。根据局部和邻近穴位的规律，在疲劳或受伤部位附近的穴位进行针刺，具有疏通经络、调和阴阳、增强人体、祛邪的作用。

第二节　大学生体育锻炼的疲劳与恢复策略

一、运动疲劳的概念

对运动员来说，参加训练或比赛是常有的事。当训练和比赛负荷超过机体承受的能力，而产生的暂时的生理机能减退现象，是运动员为了提高运动成绩而进行大运动量、大强度训练所引起的机体机能的变化。这就是经常所说的运动性疲劳。产生疲劳是训练的正常反应，疲劳大体分为肌肉疲劳、内脏疲劳、神经疲劳。疲劳的程度一般可以通过运动者的自我感觉和某些外部表现来判断。

运动性疲劳是指在运动过程中机体的机能能力或工作效率下降，不能持续在一个特定水平上或不能维持预定的运动强度的生理过程。这一概念把疲劳时体内组织和器官的机能水平与运动能力结合起来评定疲劳的发生和疲劳程度，同时有助于选择客观指标评定疲劳，如心率、血乳酸、最大吸氧量和输出功率，在某一特定水平工作时，单一指标的改变或各指标的同时改变都可用来判断疲劳。

运动性疲劳是运动本身引起的机体工作能力暂时降低，经过适当时间休息和调整可以恢复的生理现象，是一个极其复杂的身体变化综合反应过程。疲劳时工作能力下降，经过一段时间休息，工作能力又会恢复，只要不是过度疲劳，并不损害人体的健康。所以，运动性疲劳是一种生理现象，对人体来说又是一种保护性机制。但是，如果人经常处于疲劳状态，前一次运动产生的疲劳还没来得及消除，而新的疲劳又产生了，疲劳就可能积累，久之就会产生过度疲劳，影响运动员的身体健康和运动能力。如果运动后能采取一些措施，就能及时消除疲劳，使体力很快得到恢复，消耗的能量物质得到及时的补充甚至达到超量恢复，就有助于训练水平的不断提高。

二、对大学生体育锻炼疲劳的判断

（一）主观感觉

运动过程中的主观感觉与许多因素密切相关，例如工作量、心脏功能、耗氧量和代谢产物积聚。因此，运动时的自我感觉在判断运动疲劳时具有一定程度的客观性。

（二）客观指标

身体指标的反应主要表现在以下几个方面。

1. 肌肉力量：运动引起的肌肉疲劳最明显的特征是肌肉力量的下降，这通常是基于绝对的肌肉力量来讲的。运动后，肌肉力量明显下降，无法及时恢复，可以认为是疲劳。

2. 肌肉僵硬：当身体疲劳时，肌肉收缩功能下降，放松能力降低肌肉将无法完全放松并且会产生肌肉僵硬现象。

3. 肌电图：肌电图是指肌肉兴奋时产生的电位变化，可以反映出肌肉兴奋和收缩的程度。运动期间肌电图的变化可以确定神经系统和骨骼肌的功能状态，反映肌肉是否疲劳。

（三）运动疲劳的主观感觉程度可参照以下简单判断标准

当人体疲劳时，各种器官和系统的功能降低，并且降低的程度与疲劳的深度有关。因此，许多生理功能可用于确定疲劳。通常使用以下方法：1. 血压。疲劳期间收缩压可升高 2。5～6。5KPa，平均动脉压可升高 1。5～4KPa。2. 脉冲。疲劳后，静脉脉搏增加，脉搏细、快速或不稳定，上下波动或趋于上升，尤其是早晨脉搏每分钟增加 10 次以上。运动后要回到安静的水平并不容易，即使是低强度训练也会使心跳加快。3. 肌肉力量。肌肉力量会由于疲劳而降低。每天早晨和晚上测量一次握力和背部力量，如果两次都正常并且有下降的趋势，则意味着肌肉很累。4.肌肉紧张。当肌肉疲劳时，随着放松能力的降低，在放松过程中肌肉的张力增加，而肌肉张力的幅度减小。5.测量呼吸肌的耐力。连续5次采集肺活量，每次间隔30秒，并在运动前后进行比较。疲劳时，肺活量逐渐下降。6.定量负荷功能试验。有很多方法，常用的是功能测试和组合功能测试，而组合功能测试更为重要。它由三个一次性功能测试组成，包括速度、耐力和负载，可以更全面地反映人体的性能。疲劳时脉搏振幅、血压上升和下降以及恢复时间明显改变。7.体重。经过大量运动后，体重可能下降，并且可以在两到三天内恢复正常。如果体重长期不能恢复，则认为很累。

三、大学生消除体育锻炼疲劳的方法

（一）运动

由于消除体内疲劳的主要载体是血液循环，可以补充氧气和其他营养物质并消除废物，因此消除疲劳的方法是促进关键过渡部位的血液循环。例如，按摩、淋浴等活动都是积极消除疲劳并达到休息目的的手段。此外，适当地改变运动方式也可以达到主动休息的目的。因为当人们运动时，并非大脑中的所有运动神经细胞都参与工作。此外，锻炼者必须注意，进行主动休息的运动强度低且持续时间短，以使神经细胞中产生的兴奋感得以集中，并引起疲劳的神经细胞加深对神经细胞的抑制作用，促进恢复。由于静息休息和主动休息对消除疲劳有良好的作用，因此应将两种方法结合使用。在保证睡眠的情况下，主动休息的效果可能更好。

（二）按摩负荷部位

按摩是一种简便的保健方法，它在我国历史悠久，应用广泛。经过大量的运动训练，大学生之间的自我按摩或相互按摩对消除疲劳、恢复体力很有帮助。它可以增强神经系统的调节功能，从而影响其他器官系统，改善呼吸、循环和物质代谢的功能，增加肌肉组织的营养，促进代谢，并迅速从体内排泄乳酸以消除疲劳。按摩还可以减轻负荷后的肌肉紧张度，放松肌肉充血，增强局部血液供应，改善神经、肌肉和器官的活动，并加速疲劳肌肉中乳酸的排出，从而消除疲劳。

可以根据运动项目和疲劳程度来确定按摩位置，通常是按摩运动量最大的部分。当大学生非常疲倦时，他们可以进行全身按摩。通常，全身按摩首先是按大腿，然后是小腿，然后在必要时按摩臀部、下背部、上肢和头部。全身按摩时间需要0。5～1小时，对于肌肉酸痛的部位可以适当延长按摩时间。

（三）增强睡眠效果

睡眠是一种周期性现象，可以消除疲劳，恢复精力和体力。在运动训练中，为了确保更好的训练水平和运动表现，有必要保持充足的睡眠。这是因为当人体睡觉时，人体各个器官的运动下降到最低水平，物质代谢被削弱，能量消耗仅维持人体代谢的基本水平。这时，合成代谢增强，并且在运动中消耗的能量物质逐渐恢复。此外，睡眠还可以保护大脑皮层细胞，脑皮质细胞相对脆弱，由于长期兴奋而容易丢失，睡眠可以防止大脑皮质细胞功能的过度消耗并促进身体器官功能的恢复。因此，大学生或经常运动的人应养成定时睡觉的良好习惯，并保证充足的睡眠时间，以加速消除疲劳，保证正常的训练和比赛活动，并保持足够的体力。

第三节　大学生运动中的常见生理反应及治疗

一、运动中的腹部疼痛和治疗

运动中的腹部疼痛是由剧烈运动引起的暂时性功能障碍。它通常不是疾病，随着运动的停止，症状可以逐渐缓解。

（一）原因和体征

1. 胃肠绞痛

它通常是由于饮食不当、过量饮酒（尤其是冷饮），或由于食用产生气体的食物和不易消化的食物（豆类，土豆，牛肉等）引起的。疼痛多在上腹部，疼痛的性质主要是钝痛、肿痛和严重绞痛。

不正确的运动安排（如空腹训练、胃酸过多分泌或吸入冷空气等）可能会导致胃痉挛。

此外，某些因素可能会导致粪便变得过于干燥，刺激肠黏膜并引起抽筋和疼痛，这种类型的疼痛主要发生在左下腹。由蛔虫或其他寄生虫引起的疼痛主要发生在肚脐周围。

2. 肝脾区疼痛

运动有时会由于以下原因在肝脏和脾脏区域引起疼痛：

如果它发生在运动的早期，其原因主要是准备活动不足，启动速度过快，内脏器官的活动与运动器官不兼容，内脏器官的功能没有改善到预期的活动水平。

运动初期腹部疼痛的第二个原因可能是呼吸节律紊乱。在剧烈运动期间，呼吸变得不均匀，没有节奏，这使呼吸变得肤浅，并且频率过快，从而导致呼吸肌疲劳引起疼痛。

肝脏和脾脏悬韧带的张力也会引起疼痛，这种疼痛通常发生在运动的中后期。

3. 腹直肌痉挛

它通常在运动后发生，诊断容易，位置浅，腹部直肌痉挛可用手触摸，主要是由于运动过程中出汗过多，盐分流失以及水和盐分代谢不平衡。

4. 慢性腹部疾病

锻炼者患有慢性阑尾炎、溃疡病、慢性盆腔炎或肠道寄生虫等疾病，参加剧烈运动时，由于振动和受累，他们在运动中会感到疼痛。该腹部疼痛部位与原始疼痛部位相同。

无法解释的右上腹痛。这类运动的腹部疼痛具有以下特征。参与者抱怨"肝区疼痛"持续了很长时间。他们大多数人安静时不会感到疼痛，运动时不会感到疼痛，疼痛程度与运动量和运动强度成正比。放慢速度、降低运动强度或深呼吸或按压腹部后，疼痛可以减轻，除腹痛外没有其他症状。

（二）治疗方法

1. 运动中发生腹痛时，不仅是运动疾病引起的运动中腹痛，还包括内脏器质性疾病和其他医学疾病。特别是，应首先考虑急性腹部的可能性，迅速准确地进行识别，并应停止训练将其送往医院进行急诊。

2. 在明确诊断之前，不宜使用止痛药缓解腹痛，因为止痛药会掩盖病情并引起误诊。

3. 在一般运动中出现腹痛时，适当减慢速度，调整呼吸，并用手按压。如果通过上述方法仍无法缓解疼痛并加重疼痛，应停止运动，检查并找出原因，进行适当处理。

4. 如胃肠道绞痛，应针刺或揉搓内关、足三里，阳陵泉，关元等穴位，或立即注射阿托品 0。5 毫克，或口服"十滴"。

二、肌肉抽筋和治疗

肌肉抽筋，通常称为抽筋，是一种由肌肉非自愿收缩所表现出的现象。运动中最容易痉挛的肌肉是腓肠肌，其次是脚底肌肉。

（一）原因

1. 冷刺激

在寒冷的环境中锻炼时，由于冷空气的刺激，肌肉的兴奋性突然增加，导致肌肉僵硬地收缩。如果在游泳时被冷水刺激，或者在冬季户外运动中被冷空气刺激，则可能导致肌肉痉挛。如果在寒冷的环境中锻炼时没有做好准备或做得不够充分，或者不注意保暖，则很可能会发生肌肉抽筋。

2. 电解质流失过多

运动期间出汗很多，尤其是长期剧烈运动或在炎热季节进行的运动，或者一些人为了身材急剧减轻体重，导致大量的电解质从汗液中流失，从而引起肌肉兴奋性增加导致肌肉痉挛。

3. 肌肉持续收缩过快而不能充分放松

在训练和比赛中，肌肉持续收缩太快得不到放松，因此，肌肉收缩和放松的协调障碍会导致肌肉痉挛，这在没有运动基础的人中更为常见。

4. 疲劳

身体疲劳直接影响肌肉的生理功能，疲劳的肌肉通常会改变血液循环和能量代谢。肌肉中有更多的代谢产物堆积。例如，乳酸不断刺激肌肉并引起痉挛。因此，当身体疲劳时，尤其是当局部肌肉疲劳时，剧烈运动或某些爆发力运动容易导致肌肉痉挛。

（二）标志

患处的肌肉严重而坚硬地收缩，疼痛难以忍受。痉挛性肌肉所涉及的关节屈伸功能有一定的障碍，并且发作通常持续几分钟。

（三）治疗

通常可以通过向反方向拉动痉挛肌肉来缓解不太严重的肌肉痉挛。拉动时不要用力过大，并且力要均匀而缓慢，以免造成肌肉拉伤。腓肠肌痉挛时，可以拉直膝盖关节，同时用力地充分伸展踝关节以延长痉挛性腓肠肌。对于足底痉挛，可以将脚和脚趾向后伸展，同时，通过揉捏和重力按压来按摩痉挛性肌肉，例如按压委中、承山和涌泉，应注意保暖，热疗（热水浸泡，局部热敷）也有一定作用。严重的肌肉痉挛有时需要麻醉以缓解。

游泳时肌肉抽筋，不要惊慌。如果无法处理，请深呼吸，漂浮在水上，并立即寻求帮助。缓解水中腓肠肌痉挛的方法是深呼吸，用痉挛肢的另一只手握住痉挛肢的脚趾，然后将其拉向身体。同时，用另一侧的手掌按压痉挛肢体的膝盖关节以帮助伸直膝盖关节，并在缓解后慢慢游到岸上。肌肉痉挛发生后，不建议游泳应该上岸休息，保暖并在局部按摩以放松肌肉。

（四）预防

加强体育锻炼，提高人体的抗寒性和耐力。运动前，必须认真做准备运动，并且可以提前对容易痉挛的肌肉进行适当的按摩。冬季运动时要保暖，夏季运动时，尤其是剧烈运动或长期运动时，请注意补充电解质和摄取维生素 B1。劳累和饥饿时，请勿进行剧烈运动。在入水之前，请先用冷水淋浴，以使身体适应寒冷。当水温太低时，游泳时间不应太长。学习运动中肌肉放松的能力。

三、运动晕厥及治疗

晕厥是由暂时的运动负荷引起的一种急性病理现象，这种负荷过重且过强，超出了人体的承受能力。它通常在运动后立即发生或不久运动发生，急性心血管损伤最常见，在中长跑、长途越野、马拉松等训练中更常见。

（一）原因

超出身体承受能力的剧烈运动是引起晕厥的主要原因。这种病理现象在体育锻炼少、功能状态差的人和刚刚开始训练的人中最常见。长时间中断训练或突然剧烈运动的人，以及患有疾病，尤其是患有心脏病、高血压的人或尚未完全康复的人，在以上情况下也可能会承受过度的紧张感，发生晕厥。

（二）标志

剧烈运动或比赛后，症状通常立即出现或很快出现，例如明显的头晕，面色苍白，恶心和呕吐（有时呕吐呈红色或棕色），全身无力，脉搏加快和血压下降。在严重的情况下，可能会出现急性心脏功能不全的情况，如嘴唇发蓝，呼吸困难，痰红色泡沫，右肋骨疼痛，肝脾肿大，心前区疼痛，心律不齐甚至心跳停滞昏迷死亡。一些患者具有晕厥、严重头痛、意识障碍、四肢麻木、运动衰竭或瘫痪等症状。

（三）治疗

轻度急性高血压通常不需要特殊治疗，短暂休息后，这些迹象将消失。当有脑缺血迹象时，将患者放在平坦的地面上，让其低下头休息，同时保持身体温暖。松开患者衣领、皮带和紧身衣，捏紧内关和足三里穴，喝热茶。出现晕厥时，可以捏人中、百会、合谷、涌泉等地，以稀释氨或氧气。在进行上述初步治疗时，有必要及时请医生进行诊断和治疗，并进一步采取紧急措施。

（四）预防

对于体育晕倒，更重要的是要注意对参加体育锻炼的学生进行身体检查，加强整体体育锻炼，并遵循科学训练原则。训练水平低或训练基础薄弱的人以及身体有病的人应根据自己的情况进行运动。不得强迫其完成超负荷运动，应让其逐渐增加运动量并加强自我监督。

第四节　大学生受伤后的康复锻炼与康复

一、运动锻炼对大学生运动损伤后的主要作用

康复训练是指运用锻炼方法尽快恢复受伤部位的生理功能和运动能力。在综合治疗的基础上，各种专门的锻炼对各个器官和系统以及创伤和局部病变都有相应的治疗作用。

（一）改善中枢神经系统的调节功能

高级神经中枢（大脑皮层）调节整个身体的生理活动，但它也要接收周围系统和器官的刺激冲动以维持其正常功能。当人体在生病或受伤后被迫休息或长期卧床休息时，缺乏运动会使传递到大脑皮层的运动器官和其他分析仪的刺激冲动大大减弱，因此中枢神经系统特别是大脑皮层兴奋性明显减少，从而削弱了人体器官系统的调节能力，导致人体内部以及人体与外部环境之间的平衡失调。康复训练可以通过适当的锻炼来增强本体感受刺激的能力，通过传入神经改善中枢神经系统的兴奋性，并改善大脑皮层的功能和神经体液调节。

（二）改善血液循环和物质代谢

训练损伤会影响某些内部器官的功能，全身的功能活动处于非常低的水平，尤其是血液循环和新陈代谢功能变得非常差，这不利于损伤部位的恢复。康复训练可以通过神经反射和神经体液调节来改善全身的血液循环和呼吸功能，改善新陈代谢和组织器官的营养过程，并提高整体功能活动水平，有利于损伤部位的恢复。

对于受损区域，肌肉活动可以改善血液和淋巴循环，并增强组织的营养代谢过程，从而可以加速炎症产物的吸收和受损局部充血的消散，并促进组织的再生和修复。在骨折病灶的临床观察中，采用早期康复训练的人与不进行功能锻炼的人相比，骨骼的形成时间缩短了1/3，并且骨骼的生长良好，新的骨骼迅速恢复了正常的骨组织功能。

（三）维持和恢复人体的正常功能

康复训练具有促进身体功能正常化的作用。当受伤人员的身体或某些系统功能受损时，可以通过特殊的功能锻炼将其恢复到正常状态。对于骨折固定后关节功能障碍的患者，康复训练可以扩大局部血管，增加血流量，增加酶活性，增厚肌纤维，增加关节滑液分泌，改善软骨营养并可以拉伸挛缩组织，从而恢复肢体功能。

此外，康复训练可以维持原始的运动条件，消除或抑制病理反射，从而有助于恢复功能。

（四）开发和增强人体的补偿功能

由于受伤或疾病，身体的某些器官功能可能会严重受损甚至丧失，但是，依靠补偿，人体可以尽可能地恢复这些受损器官的功能。康复训练对身体这种补偿功能的发展有很大影响，例如，断肢移植后，经过反复的专门功能锻炼，可以形成新的运动技能。

二、大学生在康复运动中应遵循的原则

1. 系统原则

康复训练应该是系统的过程，需要严格的计划并根据计划进行认真的实施。

2. 循序渐进的原则

受伤后，运动能力严重下降，因此，在制订培训计划时，要判断伤者的实际情况，不能盲目增加培训内容，以免进一步损坏受伤部位，应根据受伤部位合理安排培训内容。安排时，要注意遵循循序渐进和个别对待。

3. 针对性原则

应根据受伤部位的实际情况制订培训计划，并根据康复情况不断调整培训计划。根据患处的受伤情况确定局部活动的负荷，并根据受伤部位的康复情况调整局部活动的负荷。

4. 及时性原则

在康复训练期间，运动能力和功能水平将继续恢复。因此，有必要及时评估伤者的康复情况，准确了解伤者的运动能力，并不断调整训练计划的内容和强度。

三、大学生康复运动与恢复的主要方法

运动损伤后的康复训练方法很多，例如医学体操、医学运动以及我国传统的物理治疗方法。其中，医学体操是专门针对受伤情况进行预防，治疗和康复的体操和功能锻炼，对损伤和手术后运动器官的功能恢复具有良好的作用。因为医学体操的特点是选择性强，准备姿势、运动位置、运动范围、运动速度、运动复杂度和肌肉收缩程度均可以根据需要选择。因此，可以根据各种损伤的性质和条件来选择运动的内容，从而可以应用于全身或局部关节和肌肉，运动量易于控制和掌握，因此易于单独治疗。它可以用于恢复和提高速度、力量、耐力、协调性和其他不同的身体素质。另外，医学体操的多样化可以改善受伤者的情绪。

根据不同的锻炼方法和目的，医学体操重点放在以下方面。

（一）被动运动

被动锻炼是一种完全依靠外力来完成的锻炼。进行被动运动的四肢肌肉应放松，应使用外力固定关节的近端并移动关节的远端。根据疾病情况，尝试使关节向各个方向进行全方位运动，但要避免剧烈运动。它适用于各种原因引起的肢体运动功能障碍，可以放松痉挛性肌肉，牵引收缩的肌腱、关节囊和韧带，恢复并保持关节运动的范围。

（二）力量辅助运动

当受伤的肢体没有足够的力量来完成主动运动时，利用医务人员、患者自身健康的肢体或使用设备提供力量来协助患肢运动的方法称为力量辅助运动。进行力量辅助运动时，患者应主动施加力量，在外力的辅助下，辅助力量应与主动力保持一致。随着肌肉力量的恢复，逐渐减少加强部位。它适用于创伤后弱化的肌肉或不完全瘫痪的肌肉的功能锻炼，以及身体力量虚弱的受伤者。当关节运动范围内有障碍物时，它还可用于帮助增加关节运动范围。

（三）积极运动

这是患者主动完成的动作。根据治疗需要，可以进行单关节运动或多关节运动，单向运动以及不同幅度和速度的运动。主动运动分为：等渗收缩运动，它可以引起关节的肌肉收缩运动，也称为动态运动；等距收缩运动，即没有关节运动

的肌肉收缩，也称为静态运动，可以有效地增加肌肉力量，特别适合固定肢体的肌肉力量训练；等速运动，它是一种有效的锻炼肌肉力量的运动，必须使用特殊设备进行。等渗和等速运动可分为同心收缩运动和离心收缩运动。另一类特殊的主动锻炼称为传导冲动锻炼，它是通过大脑主动将神经冲动传递到肌肉。当肌肉由于偏瘫、截瘫和周围神经损伤而完全失去功能时，可广泛使用这种锻炼方法。它通常与被动运动结合使用，以更有效地促进损伤部位的恢复。

（四）抵抗运动

抵抗运动是指四肢主动克服外部阻力的运动。阻力可能来自其他人或自己的四肢或设备，例如哑铃、沙袋、弹簧、橡皮筋和大型设备。抵抗力是根据患者的肌肉力量确定的，其原理是可以通过努力来完成动作。抵抗运动还包括等渗，等距、等速、向心和离心运动。抵抗运动的作用是恢复和发展肌肉力量，广泛用于各种原因引起的肌肉萎缩。

进行抵抗运动时，可以使用渐进阻力运动的练习方法。它是使肌肉逐渐在可以承受的最大负荷下，进行一定数量的反复等渗收缩，从而迅速增加肌肉力量的一种练习方法。也可以使用等距收缩来代替等渗收缩，或将两者结合使用。进行阻力训练的原理是使用大负荷，减少重复次数或短期锻炼，以随着肌肉力量的增长积极地增加内聚力，但是重复次数或持续时间保持不变。在每个运动中，每组运动的抵抗力逐渐增加。例如，第一组使用可以完成的最大负载重量的1/2，重复10次；第二组使用最大负载重量的3/4，重复10次；以最大负载重量将最后一组重复10次。随着肌肉力量的增加，应及时调整最大负荷重量。

（五）装备运动

设备运动是通过设备进行的主动、辅助、抵抗或被动运动。它利用设备的重量、杠杆作用、惯性力和设备的支撑来增强强度，扩大关节运动的范围并发展运动的协调性。使用设备还可以使体操运动多样化，并提高患者锻炼的兴趣。医疗体操中有一类称为自由重物的设备，例如沙袋、哑铃和橡皮筋。另一类是大型力量运动器材，例如关节运动器材、壁挂式张紧器、单杠、双杠、吊环、步行梯、自行车、电动自行车、跑步机等。一些日常必需品，例如毛巾、棍棒、床等也可以用于康复运动。

医学运动是指使用一般运动方法进行预防、治疗和康复的治疗运动。常用的运动方法大多是有氧训练，它的活动量比一般的医学体操要大，它对增强患者的身体健康和发展心肺功能具有更大的作用。常用的方法包括步行、慢跑、骑自行车、上下台阶、游泳和划船或打球。

我国的传统医学体育锻炼方法，主要锻炼形式有太极拳、八段锦、五禽戏等。

四、注意事项

为了更好地从运动损伤中恢复，除了遵循上述基本原理外，还应注意以下相关问题。

（一）尽量保持全身训练和无损伤部位训练

如果上肢受伤，请练习下肢；如果下肢受伤，请练习上肢；如果一只肢受伤，请练习另一只肢。站立练习有一定的限制，可以坐着或躺着进行，这样可以避免影响受伤后的功能状态和健康状况，并可以保持一定的训练水平。对于未受伤部位的训练，应注意适当的负荷，不要简单地增加未受伤部位的训练量来代替受伤部位的负荷。

（二）控制受影响地区功能活动的质量和数量

控制原则是，局部活动后患处没有局部疼痛，运动后 24 小时也没有肿胀。

在急性损伤的早期，受伤区域可以暂时不活动，避免再次出血，从而增加肿胀和疼痛。症状缓解后，应尽快开始活动并进行功能锻炼。只有在基本恢复后才能进行正常训练，一般而言，急性软组织损伤可在损伤后 24～48 小时开始活动。对于轻伤而不会肿胀的情况，可以更早地进行活动；对于有明显肿胀和出血的严重伤害情况，可以稍后进行。

对慢性损伤和拉伤进行合理的伤后训练是最合适的。在安排培训时，我们必须首先了解损伤的性质和程度，局部组织的解剖特征和弱点，然后再考虑局部负荷、康复培训的形式和内容。从对伤害影响较小的动作开始，逐渐过渡到专门培训。运动量应使运动后没有明显的疼痛，并且经过一夜的休息后原始症状不会恶化，一般 5～6 天，如果没有不良反应，可以开始增加活动。

第七章　运动处方与大学生体质健康研究

大学生的身体健康是当代社会的热门话题。这不仅关系到大学生自身的健康发展，也关系到社会的发展，也反映了我国高校体育教育的质量。在了解大学生身体健康状况的基础上合理使用运动处方，不仅可以改善大学生的身心健康，而且可以充分激发他们的运动热情。

第一节　运动处方概述

一、运动处方的概念

运动处方是有计划和科学地锻炼的一种方法。运动处方是由康复医师、康复治疗师或者体育教师、社会体育指导员、私人健身教练等，根据患者或者体育健身者的年龄、性别、一般医学检查、康复医学检查、运动试验、身体素质和体适能测试等结果，按其年龄、性别、健康状况、身体素质、以及心血管、运动器官的功能状况，结合主客观条件，用处方的形式制订对患者或者体育健身者适合的运动内容、运动强度、运动时间及频率，并指出运动中的注意事项，以达到科学地、有计划地进行康复治疗或预防疾病的目的。

二、运动处方的分类

（一）按运动目的划分

1.健身运动处方

健身运动处方是指针对不同年龄、性别、职业的健康人群的健身处方，目的是增强身体健康和预防疾病。这种运动处方主要是为了改善心肺功能，因此，经常使用低强度、长期的有氧运动。

2. 健美处方

健美运动处方是指健美运动员训练、改善和塑造自己的身体形状的运动处方。通过健美运动，男人可以打造健康的身材，而女人则可以展现优雅的气质和举止。

3. 竞技运动处方

竞技体育处方是指运动员根据自己的实际情况进行科学训练，以达到提高体质和运动技能的目的的体育处方。

4. 康复运动处方

康复运动处方是指某些患有疾病或经历过创伤治疗的康复患者，使运动更加量化和更有针对性，从而根据减肥处方、心血管疾病康复锻炼等运动处方来治疗疾病并提高康复医疗效果等。此处方通常与其他治疗和康复方法结合使用。

（二）按器官系统不同划分

1. 心脏理疗运动处方

它主要改善心肺功能，主要用于预防和康复冠心病、高血压、糖尿病和肥胖症等内脏器官疾病。

2. 运动器官理疗运动的运动处方

它主要用于改善肢体功能，并用于各种原因引起的运动器官功能障碍和畸形矫正。

第二节　制订运动处方的原则和理论依据

一、制订运动处方的理论依据

运动处方具有严格的内容和标准格式要求。因此，在研究和制订运动处方时，应根据以下知识和背景进行全面的调查，分析和设计。

（一）目标的特征和目的

1. 目的性强。运动处方有明确的远期目标和近期目标，运动处方的制订和实施都是围绕运动处方的目的进行的。

2. 计划性强。运动处方中运动的安排有较强的计划性，在实施运动处方的过程中容易坚持。

3. 科学性强。运动处方的制订和实施过程是严格按照康复体育、临床医学、运动学等学科的要求进行的，有较强的科学性。按运动处方进行锻炼能在较短的时间内，取得较明显的健身和康复效果。

4. 针对性强。运动处方是根据每一个参加锻炼者的具体情况来进行制订和实施的，有很强的针对性，康复效果较好。

5. 普及面广。运动处方简明易懂，容易被大众接受，收效快，是进行大众健身和康复的理想方法。

（二）相关医学知识

运动能有效地释放被压抑的情感，增强心理承受能力，保持心理的平衡。在疾病的治疗和康复过程中，能增强患者治疗和康复的信心，有助疾病的恢复；按预防、健身、健美的运动处方运动，可保持良好的情绪，使工作、学习更积极、更轻松。

（三）体育人体科学知识

身体锻炼和营养保健是与大学生身体健康息息相关的两个重要因素。在体育锻炼中，体内物质和能量的消耗显著增加，并且过度补偿作用显著。注意营养和卫生，确保营养供应充足，对提高体育锻炼效果具有重要意义。不注意营养卫生或不遵守饮食系统会影响营养素的正常供应和吸收，不仅使体育锻炼无法达到预期效果，而且还会影响运动能力甚至危害人体健康。因此，体育锻炼与营养和卫生密不可分。

（四）体育训练知识

体育锻炼的基本理论和基本技能可以为选择运动计划提供丰富的材料和科学指导。例如，各种运动内容和技术指导的发展与相关的体育知识是分不开的，如果要练习游泳，则必须首先学习相应的游泳技巧，在使用太极拳时必须学习动作和套路。体育是教育的重要组成部分，具有教育的属性。在执行运动处方的过程中，它还具有教育功能。因此，运动处方的制订不能脱离体育知识。

二、制订运动处方的原则

科学而严谨的运动处方应遵循人类活动的生理规律，结合个人的健康、体力和心肺功能，并以运动为指导，在确保安全的前提下，确定频率，时间和强度。教练应对锻炼者的运动时间提供合理的指导。在设计和制订运动处方时，需要遵循以下原则。

1. 循序渐进的原则

指随着运动时程持续增加运动刺激，通过连续的适应，使能力获得提升，渐进性是为了防止伤害，不产生疲劳，逐步地增加强度、时间、频率的要素。

2. 个性化原则

运动处方必须因人而异，切忌千篇一律。要根据每一个参加锻炼者或病人的具体情况，制订出符合个人身体客观条件及要求的运动处方。不同的疾病，运动处方不同；同一疾病在不同的病期，运动处方不同；同一人在不同的功能状态下，运动处方也应有所不同。

3. 可行性原则

运动课程某种程度的期间，有规则的运动，对提升技术是很重要的要素。

4. 全面性原则

运动处方应遵循全面身心健康的原则，在运动处方的制订和实施中，应注意维持人体生理和心理的平衡，以达到"全面身心健康"目的。

5. 安全有效性原则

运动处方的制订和实施应使参加锻炼者或病人的功能状态有所改善。在制订运动处方时，要科学、合理的安排各项内容；在运动处方的实施过程中，要按质、按量认真完成训练。

按运动处方运动，应保证在安全的范围内进行，若超出安全的界限，则可能发生危险。在制订和实施运动处方时，应严格遵循各项规定和要求，以确保安全。

第三节 增强大学生综合身体素质的运动处方

一、锻炼处方以增强大学生的心肺功能

（一）制订运动处方以增强大学生心肺功能的考虑因素

1. 锻炼

有氧运动可以保持最佳的心肺功能。有节奏的、全身的、长期的、强度不太高的运动都是理想的有氧运动，例如快走、慢跑、有氧舞蹈、跳绳、上下台阶、游泳和骑自行车等运动，这些都有助于改善心肺功能。

2. 运动频率

每周至少做 3—5 次有氧运动。

3. 运动强度

有氧运动的强度最好是最大心率（220）的 55% ~ 75%。它基于运动时的呼吸感觉，但仍然可以作为运动强度的基础。

4. 运动时间

在适当的运动强度下，每次运动 20 ~ 50 分钟。

（二）锻炼处方设计，增强大学生的心肺功能

1. 热身

热身活动的目的是加快心律、提高体温并增加肌肉中的血流量。热身活动通常是 5 ~ 15 分钟的舒缓运动，使身体逐渐适应剧烈运动。选择不同的方式来锻炼，热身活动的具体内容是不同的。以跑步为例，如果选择跑步作为锻炼模式，则可以按照以下步骤进行准备。

（1）步行 1 ~ 3 分钟，并将心率控制在 20% ~ 30% 的较高水平。

（2）1 ~ 3 分钟的放松健美操（或类似活动）练习。

（3）伸展运动 2 ~ 4 分钟（可选）。

（4）慢跑 2 ~ 5 分钟，然后逐渐加速。

如果选择其他锻炼模式而不是跑步，请按照上述步骤操作，并将步骤（1）和（4）替换为相应的活动。

2. 练习内容

（1）游泳。这种锻炼对增强身体和肌肉特别是改善人们的心脏和肺耐力的适应性非常有益。在水中，关节上的压力很小，不容易受伤，但是会伤害眼睛，因此，游泳时最好戴着眼镜。

（2）步行。锻炼既简单又容易，当一个人走路时，肌肉系统就像水泵一样，将血液输送回心脏并促进全身血液循环。人类的下肢是肌肉最有力的部分，如果缺乏运动，它将无法产生足够的驱动力并影响体内的新陈代谢。

（3）跳绳。这项运动的最大特点是不受天气和场地的限制，有绳索和小面积场地就足够了。只要可以保持有效的脉冲频率，就可以随意更改跳跃方法。

（4）慢跑。如果步行无法达到锻炼强度，则可以切换为慢跑。选择一双合适的、柔软且有弹性的运动鞋对于慢跑者避免对脚踝和膝盖的伤害非常重要。

3. 组织活动

每个完整的练习应包括整理活动。整理活动的主要目的是促进血液回流到心脏，避免血液在上、下肢过度分配，并引起头晕和昏厥。剧烈运动后的组织活动还可以减少肌肉酸痛和心律不齐。组织活动应包括至少 5 分钟的低强度练习（例如步行、柔韧性练习等）。

二、锻炼处方以提高大学生的综合体质

（一）锻炼处方，提高大学生力量

1. 手臂力量训练

（1）仰卧位支持

仰卧，伸直双臂，在约 50 厘米高的平台上支撑，弯曲双臂，将背部向平台靠拢，然后迅速将手臂向上伸直，并连续 10—15 次。

（2）坐着卷曲

自然地分开双腿，坐在凳子的一端，一只手握住哑铃，另一只手掌放在握着哑铃的那一侧的上膝关节上。完全伸展握住哑铃的手臂，并将肘关节的上部放在手背的膝盖关节另一侧，向上抬起，握住上臂，将肘部慢慢向胸部弯曲，然后在控制下将哑铃降低到准备位置，反复训练。

（3）坐腕屈伸

坐在长凳上，双脚放在地面上，两脚之间的距离比肩膀略宽，将上半身向前倾斜，将前臂放在大腿或长凳上，握住杠铃，被动弯曲手腕，向后弯曲手腕，返回起始位置并反复练习。

（4）站立弯臂

用脚自然站立，用双手向后举杠铃，然后将双臂伸直放在身体前面，两只手之间的距离可以宽也可以窄。固定两个肘部，慢慢弯曲双臂将杠铃举到胸部，然后以受控的方式缓慢降低杠铃，回到准备位置，并反复训练。

2. 胸部力量训练

（1）俯卧撑

双手之间的距离比肩膀略宽。伸直双臂、双手和双腿，双脚并拢，脚趾在地面上，在增加手臂的力量之后，可以将脚放在高平台上以进行练习。

（2）仰卧位胸部扩张

仰卧在垫子或矮凳上，双臂伸直哑铃，与身体形成"十字"形。直臂将哑铃缓慢抬高至胸部，然后缓慢返回至准备位置，并重复训练。

（3）颈部卧推

保持肩胛骨稳定，使用宽、中和窄手柄。握住杠铃或哑铃，首先弯曲手臂并将其放在脖子的底部，将手肘尽可能伸展，然后将杠铃推到手臂完全伸直的程度，重复训练。

（4）斜卧推

俯卧在倾斜的板上，双脚高于头部，慢慢将杠铃放低至胸部中央，以与身体成90°的方式屈肘，然后迅速向上举起杠铃，以稳定的节奏反复训练。

3. 腹部力量训练

（1）半仰卧起坐

平躺于地面或练习凳上，用双手将杠铃片放在头后，用脚固定上半身，并向上和向前滚动，同时逐渐弯曲膝盖。用力吸气，放松并呼气，收缩时停下来两秒钟。也可以将重物放在胸部上进行训练。

（2）仰卧起坐

脚固定后躺在长凳或斜板上，双手握住头，上半身坐起来，然后恢复。一次做 10—15 次，也可以用双手将杠铃或其他重物放在脖子上。

（3）仰卧

靠在垫子上，双脚并拢，双腿伸直，双手放在头上；或者上半身躺在倾斜的板上，用手抓住板的末端，然后伸展身体。伸直双腿并拢，慢慢抬起，折叠腿和上半身，将脚趾抬到头后部，然后慢慢回到准备位置。还可以在脚踝关节进行举重训练。

（4）支撑腿抬高

用直臂支撑双杠，放松下肢并伸展身体。伸直双腿，使双脚并拢，收紧腹部，将双腿抬高至与上半身成直角的水平位置，然后放低双腿回到准备姿势，并重复练习。为了增强锻炼效果，可以对脚踝进行重量训练。

（5）跪地练习

跪在地上，抬起头，伸直双臂，用双手将杠杆握在头顶上方，保持身体直立；伸直手臂，向前拉腹部至最大运动范围，在运动进行时呼气，返回起始位置，重复练习。

4.腿部力量训练

（1）垂直跳

处于半蹲位置，穿上沙背心和沙绑腿。两只脚在地面上起跳，向上弯曲双臂，完全推动双腿，然后向上抬起头，缓和双手并继续做下去。连续练习 10—15 次。也可以悬挂或标记目标高度，用双手触摸标记线或物体进行练习。

（2）跨越式

穿着沙背心和沙绑腿（不承重），蹲下。双脚踩在地面上，双腿向前并向上跳跃，落地后拉直胸部和腹部，快速向前弯曲双腿，并在脚落地后停下来，重复6—10 次。

（3）蹲腿后提起杠铃

站起来并双脚自然蹲下，然后将杠铃放在脚跟附近。双手握住杠铃，与肩同宽，并完全伸展手臂和背部。伸直双臂蹲下，抬起杠铃并站立，挺直胸部和背部，将杠铃放在臀部，然后回到准备位置。反复练习。

（4）负重深蹲跳

左右脚自然站立，肩负杠铃，双手托住杠铃在脖子后面，并保持躯干伸直。

弯曲膝盖和半蹲，完全伸展臀部、膝盖和脚踝，然后在垂直方向跳动。着陆时，保持半蹲（半下蹲跳）或下蹲（下蹲跳），然后快速踢腿伸展和跳跃，重复练习。

（二）锻炼处方，提高大学生的耐力素质

1. 有氧耐力训练

（1）定期运行

在田野、道路或树林中进行 10～20 分钟或更长时间的常规跑步。

（2）计时和长跑

定期做运动，在野外或道路上跑一段固定的距离。如果需要，请在 14～20 分钟内进行 3600—4600 米。

（3）重复运行

在赛道上，还应根据特殊任务和要求确定重复行驶的距离、频率和强度。要提高有氧耐力，重复跑步强度不宜高，跑步距离应更长。通常，重复运行距离为 600 米、800 米、1000 米、1200 米等。

（4）越野跑

在田野和公路上进行自由变速越野跑步或越野比赛。最好进行大约 30 分钟或更长时间。

（5）大步走、交叉走或比赛走

在野外、公路或其他自然环境中，要大步前进，跨步或交替进行。每组约 1000 米，分为 4—6 组。

（6）越野跑

在道路，树林，草原，山坡和其他场所进行。距离要求通常超过 4000 米，最大可达 10000 至 20000 米。

2. 无氧耐力训练

（1）原位或间歇轮运行

在现场或旅途中进行车轮行驶。每组 50—70 次，6—8 组，每组间隔 2～4 分钟。强度为 75%～80%。

（2）间歇性后蹬

在移动中进行后踢。每组 30—40 次或 60—80 米，重复 6—8 次，间隔 2 至 3

分钟。强度为 80%。

（3）高脚跑步并加速

抬起腿，跑 20 米左右，然后加速跑 80 米。重复 5—8 次，间隔 2～4 分钟。强度为 80%～85%。

（4）间歇性大腿跑

快速抬腿。养成非乳酸无氧耐力，每组 5 秒、10 秒、30 秒迅速抬高腿部运动，做 6—8 组，间隔 2～3 分钟。强度为 90%～95%。要发展乳酸诱导的无氧耐力，请进行 1 分钟的锻炼，或每组 100—150 次，6—8 组，每组间隔 2～4 分钟。强度为 80%。

（5）间歇继电器运行

在跑道上，四个人分成两组，从命令区开始，相距 200 米，每人跑 200 米接管。每人重复 8—10 次。

（6）间歇运行

跑步距离为 30 米、60 米、80 米、100 米等。每组 2—3 次，重复 3—4 组，每组间隔 2 分钟，组间隔 3～5 分钟。强度为 80%～90%。

（7）反复超车

在田径赛道中或在道路上，大约 10 个人在列中慢跑或以中等速度奔跑，听完命令后，将行尾加速到行头。强度 65%～75%，每个人重复循环 6—8 次。

（三）锻炼处方，提高大学生的敏感性

1. 反应能力训练

（1）执行与密码相反的操作。

（2）根据有效密码进行操作。

（3）在旅途中或跑步过程中，请在现场聆听密码并进行操作。例如，将电话号码分组。加、减、乘和除简单的运算即可将数字和组组合在一起，并查看谁是最快的。

（4）一对一地追赶模仿。

（5）一对一地抓住对手的后卫号码。

（6）收听信号或观看手势以运行、停止、转弯和改变方向。

（7）以各种姿势开始聆听信号。如站立、后仰、蹲下、坐着、俯卧撑等姿势。

（8）跳绳。例如，两个人摇摆绳索，在绳索下奔跑并转身，跳过绳索等。

（9）一对一地练习。例如一对一地猜测、手的猜测、击中手掌的背面以及抚摸面部特征。

（10）各种游戏。例如通过电话追人、追逃游戏、占领空缺、打鸭子、偷篮球等。

2. 平衡训练

（1）面对面站立，双手伸直并接触，通过虚拟和实际的组合相互推压，使对手失去平衡。

（2）弓箭手面对面站立，虚拟和实际的推拉相结合，使对手失去平衡。

（3）各种站立平衡，例如俯卧平衡、腿部平衡、侧面平衡等。

（4）头和手倒立，肩膀和肘部倒立，倒立和停止一定时间。

（5）训练横杠上的上下跳跃。

（6）在紧急运行期间收听信号以完成紧急停止。

（7）在平衡木上做一些简单的动作。

3. 协调培训

（1）一对一地蹲着和跳入跳出训练。

（2）模仿运动训练。

（3）各种徒手练习训练。

（4）沿相同方向连续旋转双头的上手柄。

（5）脚运动训练。例如，前后左右和交叉的快速运动，以及以一只脚为轴的旋转体运动，从左到右滑动步进运动。

（6）跳起来弯曲并触摸脚。

（7）双人跳绳。

（8）采取不符合指示的动作。

（9）更改动作的连接模式。

（10）在健美操和体育舞蹈中使用一些动作。

（11）简单运动组合训练。例如，当场跳 360° 并进行跳远、向前滚、交叉转弯和向后滚、跪跳然后站起来再跳。

（12）两个人用一只手支撑彼此的肩膀，另一只手握住彼此的脚踝。

（四）锻炼处方，提高大学生速度素质

1. 反应速度训练

（1）两个人互拍掌

练习者张开手臂，听到启动命令后，试图在不被对手击中的情况下将对手拍打。在指定的时间内（每次约 1 分钟），拍打更多对手的人获胜。

（2）反应起飞

练习者站在对面的圆圈中，圆圈中有 1—2 人，站在圆圈的中心附近，握着小树枝或小竹竿（竿的长度超过圆圈的半径）。在游戏开始时，刀杆固定器会将竹竿绕在站立圈的脚下。杆子将在站立圈的脚下起飞。如果未将杆子踩到脚上，则杆子支架将失效并进入圆周。

（3）开始追逐

两人前向后慢跑 2—3 米。当他们听到信号时，开始加速。后者追赶前者，追上并拍打他的背，然后停下来。追赶时，教练还可以发送第二个信号，让前者转身追赶。

（4）压臂固定瑞士球

躯干直立在长椅上，一只手臂水平伸展以用手按压球。同伴会使用 60%～75% 的力量将球向各个方向弹回，练习者会尽力防止球移动。

2. 运动速度训练

（1）俯卧撑和击掌

用双手和脚掌支撑地面，使身体保持一条直线。肘部弯曲到身体下方，然后快速支撑身体，恢复姿势并重复练习。

（2）仰卧，快速推哑铃

将瑞士球放在地面上，然后练习者首先坐在瑞士球上。向前做仰卧姿势，将头放在球上，上背部支撑体重，双脚放在地面上，快速连续推高哑铃。

（3）双球支撑，可快速扩胸

将两个瑞士球彼此并排放置在地面上，躺在球上，用前臂支撑体重。将脚支撑在地面上，身体与地面之间的角度约为 30°。将两个球滚动到外面并张开双臂，

直到可以控制运动范围，然后缩回手臂并将球滚回到起始位置。

3. 位移速度训练

（1）单腿支撑

以最快的速度使用单腿支撑姿势，左脚支撑在脚底上，肘关节弯曲约 90°。左手在肩膀上，右手在臀部上，右腿抬起，右脚踝靠近臀部。

（2）交换跑步姿势跳高

从慢跑开始，用跑步姿势跳高。跳后用另一只脚着陆。

（3）后踢

从慢跑开始，使摆动的腿的脚跟拍打臀部，并且在弯曲过程中膝盖关节向前和向上摆动。

（4）快速抬起双腿到位

在短跑中来回摆动手臂，以迅速抬起双腿，将肘关节弯曲约 90°，将手向前摆动到大约肩膀的高度，然后将手向后摆动到臀部的后面，大腿平行于地面摆动。

第四节　大学生体育锻炼的运动处方

一、运动前大学生的准备活动

（一）热身活动的目的

人体是各器官系统构成的有机整体。进行体育活动时，看起来好像只有肌肉在活动，其实身体的呼吸、血液循环等系统都在参加活动，并且都要由大脑皮层来指挥协调。做准备活动正是为了提高大脑皮层神经细胞的兴奋性，准备活动还能使体温略为升高，使肌肉、肌腱都处于良好的状态，弹性、伸展性都很好，不至于因为突然收缩而拉伤或撕裂，这在冬天尤其重要。

（二）准备活动的内容

准备活动可以提高中枢神经系统的兴奋性，调节不良的赛前状态，使大脑反应速度加快，参加活动的运动中枢间相互协调，为正式练习或比赛时生理功能迅速达到适宜程度做好准备。

为克服内脏器官生理惰性，通过准备活动可以提高心血管系统和呼吸系统的机能水平，使肺通气量及心输出量增加，心肌和骨骼肌的毛细血管网扩张，使工作机能获得更多的氧，从而克服内脏器官生理惰性，缩短进入工作状态的时程。

提高机体的代谢水平，体温升高可降低肌肉黏滞性，提高肌肉收缩和舒张速度，增加肌肉力量。在体温较高的情况下，血红蛋白和肌红蛋白可释放更多的氧，增加肌肉的氧供应。体温升高可增加体内酶的活性，物质代谢水平随之提高。

保证在运动中有较充足的能量供应。体温升高还可以提高中枢神经系统和肌肉组织的兴奋性，同时体温升高使肌肉的伸展性、柔韧性和弹性增加，从而预防运动损伤。

1. 例行热身活动

例行的热身活动是基于大学生身体素质的综合发展，并根据健身的性质和大学生的特点组织和安排的热身活动。它的内容包括步行和跑步锻炼，逐步提高人体的工作能力，并保持大学生的正确姿势。应根据健身的性质、大学生的特点以及气候和环境的差异确定具体的步行和跑步运动的次数、时间以及基础体操的次数。冬季的例行准备时间较长，夏季较短。其功能是集中大学生的注意力，激活气氛并激发情绪。通过锻炼，大学生可以迅速组织起来，将注意力集中在体育锻炼上，消除与体育锻炼无关的所有干扰，然后参加充满活力的以下锻炼。

2. 一般的热身活动

这种准备活动需要整个身体保持活跃，并且必须照顾好身体的各个部分。目的是充分激活运动系统和内部器官，促进身体发育。这些方法通常包括徒手运动、定位移动、单人或双人或多人游戏、音乐体操和带有轻型装备的游戏等，这些运动需要标准化的动作和强烈的节奏感，因此体育锻炼具有良好的身体适应性。

3. 专门的准备活动

俯卧在倾斜的板上，双脚高于头部，慢慢将杠铃放低至胸部中央，以与身体成90°的方式屈肘，然后迅速向上举起杠铃，以稳定的节奏反复训练。

平躺于地面或练习凳上，用双手将杠铃片放在头后，用脚固定上半身，并向上和向前滚动，同时逐渐弯曲膝盖。用力吸气，放松并呼气，收缩时停下来两秒钟。也可以将重物放在胸部上进行训练。

脚固定后躺在长凳或斜板上，双手握住头，上半身坐起来，然后恢复。一次做 10—15 次。也可以用双手将杠铃或其他重物放在脖子上。

二、大学生体育锻炼中的安全问题

（一）运动医学监督

1. 对学生进行体检

学生除了入学要体检，平时也要定期进行体检。这是了解学生健康状况的必要手段。为了孩子的健康和安全，参加体检要做到。

①不能弄虚作假。

②不隐瞒病史。

2. 什么情况下，学生不宜参加运动或剧烈的运动

（1）对患有各种疾病的急性期学生，应当遵照医嘱服药和休息，停止参加体育活动。

（2）患有先天性心脏病的学生，不能上体育课和参加体育竞赛，课外活动也要在体育老师指导下参加运动量不大的保健活动。

（3）患肝炎、肾炎、肺结核等刚病愈学生，不能参加剧烈体育活动。

（4）感冒发烧的学生也不宜参加体育锻炼。

（5）饭后不宜立即参加剧烈运动。

（二）运动损伤及其预防

损伤的主要原因是：训练水平不够，身体素质差，动作不正确，缺乏自我保护能力；运动前不做准备活动或准备活动不充分，缺乏适应环境的训练，以及教学、竞赛工作组织不当。运动损伤中急性多于慢性，急性损伤治疗不当或过早参加训练等原因可使急性损伤转化为慢性损伤。

1. 运动伤害的原因

（1）粗心大意

很多年轻人比较冲动容易兴奋，而且又缺少生活经验，比较容易粗心大意，进行一些危险的体育活动或者想要做一些高难度的动作，就会导致运动损伤出现，所以不管是年轻人还是中老年人群，运动都需要注意安全。

（2）准备活动不充分

运动之前需要做好充分的热身运动，这样才能够更好地保护身体不受到伤害。如果还没有活动开身体就开始踢足球或者打篮球，肌肉的兴奋性就比较低，对于比较大的刺激也不会有太过灵敏的反应，韧带以及肌肉的力量比较小，关节没有办法很好的活动开来，损伤出现的概率就会增高很多。

（3）运动量太大

平时运动一定要适度，如果进行大量运动后没有好好休息，第二天又继续剧烈运动身体就会承受不了，会让各方面的功能下降。长时间运动身体出汗量比较多就会丢失很多的水分，而汗水里面的盐分也比较多，当水分失去过多的时候运动能力就会变弱，如果不及时补水就会让电解质失衡紊乱而导致运动损伤出现。

（4）身体状况不好

生病以后刚刚恢复的人以及休息不好的人，肌肉力量都会比较弱，很可能会出现运动损伤，所以运动之前对自己的身体状况要有详细了解，如果情绪不好或者心情低落都应该先停止运动。

（5）气候因素

在冬季天气是比较寒冷的，风吹在身上也会非常难受，在这种环境下最好不要出门运动，很可能会让身体僵硬活动不开而导致运动损伤出现。

2. 预防运动伤害

参加体育锻炼的目的是增强身体素质并促进身心健康。运动伤害通常会对运动员造成身心伤害，因此，特别重要的是要在问题发生之前加以预防。大学生应采取一些预防措施，使体育锻炼健康、安全、有效。有很多预防运动损伤的方法，通常，应完成以下几个方面。

（1）克服麻痹思想

大学生应提高预防运动损伤的意识，遵守运动原则，同时，应加强全面的体育锻炼，以提高身体适应运动的能力。

（2）准备活动

热身活动不仅可以提高基础体温，增加深部肌肉的血液循环、肌肉压力和关节柔韧性，而且还可以减轻运动前的紧张和压力。根据个人的身体状况和运动特点，有针对性地进行准备活动，并及时采取预防措施，以防一些链接和易损部件造成运动伤害。

（3）提高自我保护能力

如果跌倒，应该弯曲膝盖，弯曲腰部，低头，抱住胸部并滚动身体。请勿使用直臂或肘部支撑地面。有必要加强诸如跳跃和滚动的锻炼，以提高身体的敏捷性和适应性。

（4）合理组织

合理组织安排锻炼，合理安排运动量，防止局部运动器官负担过重。

（5）注意科学运动

大学生要采取科学的运动方式，避免意外损伤。

（6）营造安全适宜的运动环境

加强医务监督工作，加强运动场馆建设，为运动营造安全的环境。

三、大学生体育锻炼后的放松活动

（一）放松活动的内容和方法

放松包括两个方面：肌肉放松和精神放松。具体内容应与体育锻炼的基本内容和刚刚结束的主题活动联系在一起，使用的方法必须根据不同的内容确定。

1. 肌肉放松的主要方法

（1）慢慢拉

包括前臂肌肉的屈伸，肘关节、肩关节的内收和牵引，肩关节的抬起和牵引，背部肌肉和腹肌的牵引，大腿屈肌和伸肌的拉伸。可以根据参与活动的肌肉来选择使用哪种拉伸方法。

（2）积极休息

经过激烈的比赛或繁重的训练后，可以在轻松愉快的氛围中散步、慢跑或听音乐，逐渐稳定呼吸并降低心律。

（3）体育游戏

组织一系列轻松的游戏活动，以调节身心。进行不同的锻炼时，导致肌肉疲劳的部位不同，必须根据锻炼的特点设计自己的放松方法。

（二）休闲活动的建议

首先，体育锻炼的放松和完成活动必须遵循以下原则。

1. 针对性原则

应根据大学生的性别和身体素质特点选择放松活动的方法和手段，并应采用大学生感兴趣的游戏等方法进行练习。其强度应以运动强度为主。内容上对于特殊的分类和拉伸练习最重要。注意工作中较放松的部位，并使全身放松。

2. 适当性原则

在进行整理活动时，应尽可能地放松肌肉，且幅度不要太大。应特别注意参与该活动的肌肉的适度拉伸和延长，以缓解肌肉痉挛。

3. 减量原理

整理活动的内容与准备活动的内容相似，但是排列顺序相反。活动强度逐渐降低，活动量逐渐减少，节奏逐渐减慢，因此呼吸速率和心率降低。

其次，大学生进行放松活动时应注意以下四点：

1. 注意放松活动的多样性

放松活动的形式过于单调，会影响放松效果。不仅要掌握各种放松方法的特点和功能，还要根据特定的对象、要解决的主要问题和现实情况灵活选择和使用它们，并不断总结放松的实践经验，组织创造新的、更有效、用更少的精力实现放松效果的方法。

2. 注意放松活动的双向互动

运动后的放松活动有时需要教练和运动者共同完成，因此应加强两者之间的紧密合作。

3. 确保足够的活动时间

放松活动的时间太短，无法达到所需的放松效果。因此，体育锻炼结束后，甚至有必要继续进行放松和整理活动，例如合理的生活习惯、合理的营养、理疗等。

4. 注意放松全身

尝试使用轻松、活泼且温和的练习方法来放松全身。

第八章 大学生身体健康与心理健康研究

健康的体质是大学生日常生活，工作和学习的重要基础和前提。生活节奏紧张，人际关系日益复杂以及严重的就业压力等因素逐渐增加了大学生的心理负担，而心理健康问题已成为高校不可避免的问题。真正的问题。在把握大学生心理健康发展趋势的同时，认识和把握他们的身体健康，已成为大学生全面健康教育的重要内容。

第一节 大学生心理健康概述

一、心理健康的意义

什么是健康？人们普遍认为"健康没有疾病或不适"。但是，现代医学认为，人类身体疾病的发生和发展对个人的情感，人格和其他心理有很大的影响。当一个人遭受重大刺激并遭受严重的心理创伤时，他会本能地产生压力反应以保护自己，但是如果这种刺激强烈而持久，可能会导致身体疾病甚至精神崩溃。这就是我们通常所说的精神障碍。1948 年，联合国世界卫生组织提出了新的健康概念：健康是身体，心理和社会适应趋于完全的状态。特别是，精力充沛，能够从容应对日常工作和生活；积极乐观，胸怀开阔，勇于承担责任；情绪稳定，休息良好，睡眠良好；自控能力强，善于消除干扰；较强的适应性和适应性外部环境的各种变化；眼睛清爽，牙齿清洁，无出血；体重合适，身体匀称，步态轻松自由。

可以看出，健康既包括身体健康，也包括精神健康。没有疾病只是健康的最低要求。一个人只有在身体，心理和社会适应能力都处于完美状态时，才能真正健康。

健康是身体健康和心理健康的统一。两者是相互联系和密不可分的。

在第三届国际心理健康会议上，心理健康的定义是：心理健康是指在不与他人的身体，智力和情感上的心理健康相抵触的范围内，个人的心理状态发展到最佳状态。具体表现如下。

（1）身体，智力和情绪协调良好。

（2）适应环境，在人际关系中彼此谦和。

（3）有幸福感。

（4）在工作和事业中，可以充分发挥自己的能力，过上有效率的生活。

由此可见，心理健康不仅代表着一种内在和谐，没有精神疾病的状态，而且还意味着随着环境变化自我调节和积极发展的能力。我们的每一个人生并不都是一帆风顺的，我们将面对美好时光和逆境。因此，心理健康不仅是积极情绪，没有"消极能量"，而且随着环境的变化而不断变化。可以适度表达各种积极和消极的情绪，因应得的幸福而快乐，因遭受打击而感到悲伤。对各种刺激的反应是适当的。这是心理健康的表现。

心理健康还意味着内部心理活动的协调。这种协调包括个人能力与理想与期望之间的协调，心理活动与人格特征，价值观的协调以及心理活动与外部环境的协调。精神健康的人可以了解和理解外部环境的特征和要求，但也可以了解自己的能力，特征和个人需求，并能够在两者之间取得平衡，有效地融入并适应周围的环境。我们追求心理健康的目的不是要使自己成为"完美"的人，而是要更好地了解我们的优势和局限性，以便我们可以与他人和环境和谐相处，同时保持自己的个性和个人空间。

二、大学生心理健康的现状

（一）基于性成熟过程中的内在困惑和焦虑

影响大学生心理健康的因素很多，一个普遍的因素是性成熟过程中大学生的心理困惑和焦虑。首先，性别因素对大学生的心理健康有很多影响。随着性心理学的成熟，异性对大学生的吸引力不断增加。许多学生对异性学生感到好奇和深情。然而，由于中小学的青春期，加上缺乏性教育，男孩和女孩都容易发生巨大的心理波动，甚至有些人由于偷走禁果而遭受心理和身体伤害。其次，一些学生对自己的性成熟度缺乏正确的认识，例如缺乏身体知识，性知识，性认知能力低下，手淫过度等，这很容易引起大学生内心的困惑和焦虑，最终影响到学生的正常学习和生活？第三，许多大学生的性观念过于传统或过于开放，遇到情感变化时容易发生心理波动或人际冲突，从而影响他们的心理健康。因此，高校教师应注意在正常时期对大学生进行性教育，使学生能够树立正确的性观念，了解同性之间的正常互动，减少和避免因性混乱而引起的学生心理波动。

（二）由于接受高等教育或就业的压力而引起的焦虑和沮丧

每个大学生基本上都面临着继续学习或就业的压力。许多大学生也对主修课程有主观愿望，例如研究生入学考试和研究生考试。基本上，每个学生的目标都是努力学习并进入名牌大学学习自己喜欢的专业。因此，许多学生会为自己的继续学习施加更大的压力。加上家人和父母的期望，大学生将面临巨大的升学压力。在巨大的压力下，一些学生由于担心途中遇到困难而变得不耐烦。学生学习成绩的好坏直接影响他们的情绪和行为。成绩好的学生不敢放松，他们总是会紧张学习的神经。他们容易出现焦虑和抑郁之类的心理问题。成绩不好的学生容易感到沮丧和压力。在进入高等教育的关键阶段，如果学习效果不理想，可能还会产生自卑，沮丧和厌倦的学习感觉。对于那些不想继续深造而又想直接就业的大学，他们必须面对社会巨大的就业压力。一些学生觉得自己的外在形象差，专业知识水平不太高，家庭关系不好以帮助他们找到工作，并且在就业过程中容易出现心理失衡。尤其是那些在离校六个月之前找不到工作的学生，在巨大的就业压力下，容易出现焦虑，抑郁，自卑，抑郁等心理问题。因此，大学教育者应重视对大学生的心理健康教育，并应提供合理的指导，并采取正确的干预措施，以防止学生因压力而引起的心理问题。保证自己的心理健康。

（三）人际交往障碍导致的退缩和敏感情绪

人际关系是大学生面临的另一个主要问题。良好的人际关系可以有效解决负面情绪并预防心理问题，而不良的人际关系则可以进一步加剧心理问题。大学生的心理发展尚未完全成熟。一些学生在与不同的人相处的过程中更加敏感和脆弱。他们很容易受到对方的言语，态度和行为的影响。如果不能很好地消除负面影响，则可能会出现心理问题，例如退缩和敏感情绪。特别是对于高校新生来说，在新的学习环境中，师生基本上是陌生的面孔，学生的个人素质差异很大，许多学生在人际交往中将面临更大的挑战。与学生交流和互动时，他们也容易产生矛盾和冲突，这可能导致焦虑，沮丧，敏感甚至性格退缩。因此，大学教育者应及时引导学生建立和谐的人际关系，避免与同学形成敌对态度，形成敏感和退缩的人格，促进大学生人格和人际交往能力的提高。

（四）基于水平对比的内自卑感和抑郁感

适当的体育锻炼可以加速神经元核糖体的形成，增加其数量，并增强蛋白质的合成。神经元的尼氏体由粗糙的内质网和游离核糖体组成。游泳训练后，脊髓前角运动神经元的尼氏体密集分布并积累，而未经训练的则没有。这个变化。高强度游泳后，豚鼠脊髓前角的运动神经元 Nissl 体立即收缩并减少。72 小时后，经过训练的豚鼠的 Nissl 体显示恢复，而未经训练的豚鼠则未恢复。适当的体育锻炼还可以增加运动神经元的线粒体数量，使线粒体的 ista 裂更密集，并提高运动神经元的线粒体能量供应能力。

第二节　大学生心理健康的特征，标准和影响因素

一、大学生心理健康特征

这个年龄段的大学中的学生基本上是完美的和定型的。他们经历了这样的转变：依靠中学时期父母的照顾，依靠老师的直接教育和管理，进入大学，独自学习和生活的一切，特别是随着身体发展，心理发展和团体生活的意识。社会责任感增强。他们关心时事，具有积极的思考，观察，注意以及概括，理解，分析，记忆，思考和其他进一步发展的生理功能；知识和深度迅速发展，他们的思维更具创造力和创造力。经常雄心勃勃，胸怀宽广，充满探索和自我牺牲，情感丰富，有改变周围现实的愿望和冲动；对知识，新理论，新知识，新事物的强烈渴望，尤其是在计算机及相关行业中的快速发展。理论，行业乃至开发的产品都具有强烈的渴望，并且忠诚而深情；热爱各种艺术，热爱文学，热爱传播，热爱生活并

热爱生活。但是，大学毕竟是一个发展时期。身心发展尚未完全成熟。我还没有真正进入社会，也没有现实生活经验。我对问题有简单的看法，充满幻想，意见往往是单方面的，而且是有限的。在现实生活中很难。实施很容易引起心理冲击。情绪和行为变化很大，有时表现为过度兴奋的状态，甚至是无法控制的行为；有时独自生活一个被抑制和不适，怀疑和动摇的状态。由于大学生的基本心理特征正在迅速成熟，而没有完全成熟，因此他们的某些特征在心理上会出现。

（一）大学生自我意识特征

避免在计划开始时举起最大重量。过多的体重会增加肌肉和关节受损的风险，而较轻的体重（最大重复次数为 12 至 15 次的负荷）不会导致肌肉过度疲劳。如果最初选择的重量可以轻松自由地重复 12 次，则肌肉重量可以相应增加；如果锻炼者不能重复动作 12 次，则体重过大，应适当减少。初始阶段的持续时间取决于医生最初可以承受的力量水平，通常为 1 至 3 周。初学者需要 3 周的时间才能开始学习该阶段，接受基础培训的人可以相应地缩短此阶段。

进行初步的力量锻炼后，如果在此阶段肌肉可以适应负荷，则可以逐渐增加体重，增加的体重可以确保提升 6 到 8 倍的性能。当肌肉力量得到改善时，负荷可以增加，直到练习者达到目标为止。这个阶段的练习一般是每周 3 次，每个练习是 3 组，每组是 6-8 次。

1.许多大学生在自我观察和自我评价方面面临困惑

（1）在学习方面，对知识有强烈的渴望，对学习有浓厚的兴趣。在大学里，学习仍然是生活中的重要主题。具有良好心理的大学生可以发现并保持对学习的兴趣，继续探索和阐明学习目标，并从学习中获得乐趣和成就感，从而使他们的大学生涯变得充实而有意义，并且不会浪费。时间。

（2）在生活方面，有独立生活的能力。对于许多大学生而言，大学阶段是远离父母独立生活的开始，也是从需要他人照顾他们的未成年人到自己做一切的成年人的过渡时期。独立生活不仅意味着有能力照顾自己的家务，而且还需要合理安排时间和精力，能够做出决定并为自己负责，成为一个可以照顾自己的人。

（3）具有完整统一的性格。人格是个人相对稳定的心理特征的总和。人格的完整性和统一性是指构成人格的气质，能力，性格和理想，信念，生活观等方面的平衡发展，没有明显的缺陷和障碍；思维与思维与言行一致，没有自相矛盾的部分。

（4）有正确的自我意识。自我意识是人格的核心。这是一个人对自己以及与周围世界的关系的知识和经验。健康的自我意识应该有客观准确的自我评价，喜欢自己，接受自己的长处和短处。根据美国心理学家罗杰斯的人格理论，我们每个人都包含两个部分："理想自我"和"真实自我"。不要过于要求自己，不要过于自尊，盲目地挑战超越自己能力的事情，不要妄自尊大，放弃自己可以轻松做的事情；努力在理想自我和现实之间取得平衡是自我健康发展的方向。

2. 大多数大学生的自尊心很强，这与自我意识的成熟有关

自尊是一种积极的心理素质。对自尊的满意将促使人们对生活采取更积极的态度。一般而言，自尊基于自信。情绪健康，具有良好的情绪调节能力。心理健康的大学生在大多数时间里情绪稳定。心情是积极，乐观，开朗和自信的，对生活充满希望。情绪与环境协调。面对压力和挫折，他们可以恰当地表达和发泄自己的负面情绪，但他们并不过分沮丧。他们还可以充分利用自身和外部资源来及时调节和指导他们，而不必沉迷于他们。

3. 大学生自我意识的另一个重要特征是他们强烈表达自己的愿望.

具有良好的社会适应能力。社会适应是指个人与客观现实环境保持良好互动关系的能力。心理健康的大学生可以正确地理解环境，可以在环境变化或遇到困难时做出有效反应，不退缩，避免或抱怨他人，并可以与环境特征和自我条件相协调以改变自己或改变以适当的方式实现环境社会适应的目的。具有良好的人际交往能力和健康的人际关系。在大学的集体生活中，拥有并维持良好的人际关系非常重要。精神健康的大学生愿意与人互动并结交朋友；他们可以在人际交往中保持独立自主和完整的个性，而不是谦虚或霸道，然后鄙视自己，独自一人，甚至导致心理障碍。

（二）大学生情绪和情绪发展特点

独立，爱心，尊重，成就和沟通等各个领域的大学生需求都在迅速增长。随着这些需求的满足与否，他们的情绪变得更加复杂多样。

能够客观地评估自己和他人，不顺应潮流以及他人；善于从长处学习，乐于

助人和宽容。沟通动机是正确的；能够在人际交流中以适当的方式表达不同的意见，并解决冲突和纠纷。许多学生已经在中学建立了自己的学习优势，并对学术寄予很高的期望。在大学里，他还面临着学术期望的变化，即学术优势的丧失和个人学术工作的重新定位。如果大学生缺乏足够的心理准备，不能正确地接受和对待学业成绩，他们的自信心就会下降，自卑感会增加，甚至会出现强烈的嫉妒和攻击性行为。

大学时代是心理断奶的关键时期。心理断奶意味着个人脱离了父母和家庭的监护，完全切断了个人与父母和家庭之间的心理联系的"脐带"，摆脱了家庭依赖性，成为独立的个体，并完成了自我心理世界的建设。当多个发展任务同时落在大学生身上时，不可避免地会发生各种心理冲突。实际上，大学生的心理冲突不是由对与错的判断引起的冲突，而是由选择带来的选择。例如，上学或找到工作只是生活中许多选择中的一种，本质上并不会改变生活的方向。毕业后是否继续学习专业是在实践中再次选择的过程。充分挖掘大学体育资源，深入发展大学生心理健康教育，不仅需要相关职能部门的统筹规划，组织协调，而且需要分工明确，各部门之间，各部门之间的密切配合。相关的专业教师既需要相互交流和沟通，又需要彼此的优势互补，也需要多方面的合作与支持，以形成合力。构建科学，系统的互动模式是促进大学体育与大学生心理健康教育互动的基本保证。笔者认为，基于调查研究和专家访谈的结果，为促进大学体育教育与大学生心理健康利益的互动，应努力建立和完善以下三个体系。

间歇时间。间隔时间有两种安排，一种是30至60米的短段，间隔很短，并且该时间为1分钟或更短以确保使用CP能量；另一种是100到150米的一段，间隔很长，时间要超过2分钟，以确保CP能源材料的回收。如果组之间的间隔较长（5到7分钟），则应在该间隔内使用主动休息。

（1）两种动作的组合练习：主要是跨步→向后跑，后踢跑→圆圈跑，侧翻→前滚，俯卧→膝盖触摸胸部，跳髋→跨步跑，站立俯卧撑→高脚跑到位，等等。

（2）三项动作的组合练习：主要是跨步侧步→滑步→障碍跑，旋风脚→侧手翻转→前滚，弹簧腿→飞脚→潜水前滚，滑跳→跨步跑→转弯周围，滑动和奔跑以及其他练习。

（3）多种运动组合练习：主要是倒立向前滚步→肩膀向后滚动→侧向滚动

→跪跳，悬空挥杆→双杠向下跳→钻山羊→在平衡木上行走，跨栏→钻跨栏→跳跨栏→滚动结束，摆动腿部→向后奔跑→向前俯身→站起来进行其他锻炼。

（三）社会化的心理特征

肥胖症是一种严重危害人类健康的疾病。近年来，我国肥胖者的患病率迅速增加。由于营养摄入过多，许多大学生超重。对于某些智力能力较弱的大学生而言，超重和肥胖是他们健康成长的障碍。因此，改善肥胖大学生的身心健康是有效改善大学生整体健康的重要前提。大学生的肥胖通常由身高和体重之间的关系表示。当高度固定时，体重的增加或减少主要取决于体内脂肪的量。因此，在评估大学生是否肥胖时，可以通过体内脂肪量，即脂肪在体重中的百分比来判断。一般来说，一个人的体重与体内脂肪的百分比成正比。换句话说，对于标准体重的人，其体脂比应处于正常水平；对于肥胖的人，体重和体重都应该过量。在医学中，超过标准体重的 20% 被称为肥胖。有许多计算标准重量的方法。有两种最适合我国大学生的方法：（1）将身高之差（厘米）减去 100，再乘以 0。9，得出男性标准体重（kg）；以厘米减去 100 的高度乘以 0。85 即可得出女孩的标准体重（kg）。（2）从以厘米为单位的高度减去 108，得出男孩的标准体重（kg）；从以厘米为单位的高度中减去 110，以得到女孩的标准体重（kg）。

大学生社会化教育的特点表现在：教育方法的统一；教育目标的先进性；教育内容的丰富性；团体生活的互助；和心理上的自我控制。

二、大学生心理健康水平

心理健康的标准不像身体健康的标准那样具体，精确和绝对。心理健康与正常人之间的界限是相对的。这是一个连续统一体的两端。没有绝对分界线。心理健康的标准有四种：一种是经验标准，即服务对象根据自己的主观感受来判断自己的健康状况，研究人员根据自己的经验来判断服务对象的心理健康状况。第二个是社会适应标准，它是基于社会大多数人的标准。人的正常状态是观察人是否适应正常状态以判断其心理健康的参考标准。第三是统计标准，它是基于对大量正常心理特征的测量以获得规范，并将人的心理与规范进行比较。它是自己的行为标准，是每个人在前世形成的稳定的行为模式，即正常的标准。

大学生处于成年初期，具有较高的知识和学习能力，并且具有独特的发展目标和群体特征。大学生的心理健康水平主要体现在以下几个方面。

（1）在学习方面，对知识有强烈的渴望，对学习有浓厚的兴趣。在大学里，学习仍然是生活中的重要主题。具有良好心理的大学生可以发现并保持对学习的兴趣，继续探索和阐明学习目标，并从学习中获得乐趣和成就感，从而使他们的大学生涯变得充实而有意义，并且不会浪费。时间。

（2）在生活方面，有独立生活的能力。对于许多大学生而言，大学阶段是远离父母独立生活的开始，也是从需要他人照顾他们的未成年人到自己做一切的成年人的过渡时期。独立生活不仅意味着有能力照顾自己的家务，而且还需要合理安排时间和精力，能够做出决定并为自己负责，成为一个可以照顾自己的人。

（3）具有完整统一的性格。人格是个人相对稳定的心理特征的总和。人格的完整性和统一性是指构成人格的气质，能力，性格和理想，信念，生活观等方面的平衡发展，没有明显的缺陷和障碍；思维与思维与言行一致，没有自相矛盾的部分。

（4）有正确的自我意识。自我意识是人格的核心。这是一个人对自己以及与周围世界的关系的知识和经验。健康的自我意识应该有客观准确的自我评价，喜欢自己，接受自己的长处和短处。根据美国心理学家罗杰斯的人格理论，我们每个人都包含两个部分："理想自我"和"真实自我"。不要过于要求自己，不要过于自尊，盲目地挑战超越自己能力的事情，不要妄自尊大，放弃自己可以轻松做的事情；努力在理想自我和现实之间取得平衡是自我健康发展的方向。

（5）情绪健康，具有良好的情绪调节能力。心理健康的大学生在大多数时间里情绪稳定。心情是积极，乐观，开朗和自信的，对生活充满希望。情绪与环境协调。面对压力和挫折，他们可以恰当地表达和发泄自己的负面情绪，但他们并不过分沮丧。他们还可以充分利用自身和外部资源来及时调节和指导他们，而不必沉迷于他们。

（6）具有良好的社会适应能力。社会适应是指个人与客观现实环境保持良好互动关系的能力。心理健康的大学生可以正确地理解环境，可以在环境变化或遇到困难时做出有效反应，不退缩，避免或抱怨他人，并可以与环境特征和自我条件相协调以改变自己或改变以适当的方式实现环境社会适应的目的。

（7）具有良好的人际交往能力和健康的人际关系。在大学的集体生活中，拥有并维持良好的人际关系非常重要。精神健康的大学生愿意与人互动并结交朋友；他们可以在人际交往中保持独立自主和完整的个性，而不是谦虚或霸道；能够客观地评估自己和他人，不顺应潮流以及他人；善于从长处学习，乐于助人和宽容。沟通动机是正确的；能够在人际交流中以适当的方式表达不同的意见，并解决冲突和纠纷。

（8）心理和行为符合大学生的年龄特征。心理健康的大学生应具有与大多数相同年龄的人一致的心理和行为特征，不要过分"幼稚"或"过时"，并且应偏离自己的年龄和角色。

可以看出，大学生的心理健康水平既具有普遍性又具有独特性。与一般心理健康标准相比，大学生心理健康的本质没有什么不同。他们都是"爱自己，爱别人，热爱工作，热爱生活"。不同之处在于，大学生的心理健康标准是针对大学生的。适用于大学生的判断标准不一定适用于其他群体，适用于其他群体的标准可能不适用于大学生。大学生处于发展的特定阶段，他们还将在该阶段面临一些独特的心理问题，例如生活适应，职业发展和计划。这些也是我们在判断大学生心理健康时需要特别注意的问题。

三、大学生心理健康的影响因素

一个人的心理发展贯穿其一生。随着年龄的增长和经验的积累，人们的心理活动逐渐成熟。但是，这种成熟并不意味着一个人的心理将不再发展，也不意味着成熟的心理活动必须健康且不变。许多因素对一个人的生活有不同的影响。

（一）环境变化

练习1：仰卧，弯曲一条腿，同时抬高上半身，用双手握住膝盖，将前额靠在膝盖上，并用左腿和右腿转身。每次做10次以上。

练习2：动作与上面基本相同，除了上身抬起时，右肘触摸左膝盖，左肘触摸右膝盖。

练习3：仰卧，将膝盖弯曲至胸部，然后将双腿伸直，同时抬起上半身，在左右双腿之间曲折8至10次，然后弯曲膝盖来放松双腿。开始时进行3至5次，然后逐渐增加。锯时需要配合上身运动。

练习4：坐在膝盖上，将背部伸直至最大，然后恢复，重复几次。

练习5：仰卧，伸直双腿和腹部，倒立于肩膀和脖子，然后将脚趾放在地面上，恢复并重复。

练习6：仰卧，抬起手臂，快速弯曲膝盖和腹部，抬高上半身用双手拥抱膝盖，然后恢复，每20秒计算一次练习次数。

练习7：单杠悬挂在腿上。

（2）静态运动

练习1：膝盖弯曲，坐在地上，放低头和胸，向后弯曲，双臂平行于地面，保持20到30秒，然后恢复坐姿并重复几次。

练习2：仰卧，将手放在身体旁边，使头部，肩膀，背部和臀部着地，利用腹部肌肉将双腿置于45度位置，伸直膝盖和脚趾，保持10-15秒，然后短暂休息。

练习3：单手重物，向侧面弯曲，注意不要弯曲上半身，直到感到疲劳为止。

练习4：跪下并保持，尽力收紧腹部10-15秒，然后放松，重复练习

（3）放松练习

练习1：直接仰卧，放松全身，保持3分钟。

练习2：安静地坐着并呼气；弯曲膝盖坐在脚后跟上，双手平放在大腿上，放松腹部，收紧腹部，同时快速呼气，继续收紧腹部并呼气10秒钟，然后休息，重复此过程。

练习3：与上述相同，但是将一只脚放在另一只腿的膝盖上，用一只腿执行，然后切换到另一只腿。

练习4：双腿分开坐着，没有任何帮助，依靠一块臀肌的力量完全向前或向后移动。

（二）学业期望

练习1：安静地坐着并呼气；弯曲膝盖坐在脚后跟上，双手平放在大腿上，放松腹部，收紧腹部，同时快速呼气，继续收紧腹部并呼气10秒钟，然后休息，重复此过程。

许多学生已经在中学建立了自己的学习优势，并对学术寄予很高的期望。在

大学里，他还面临着学术期望的变化，即学术优势的丧失和个人学术工作的重新定位。如果大学生缺乏足够的心理准备，不能正确地接受和对待学业成绩，他们的自信心就会下降，自卑感会增加，甚至会出现强烈的嫉妒和攻击性行为。

练习2：仰卧在肚子上，抬高双腿，将手放在两侧，紧贴腹部上方的地面，吸气并收缩臀部以抬高双腿，保持1秒钟，然后放下，重复该练习更换另一条腿之前，应进行10次以上的锻炼，并增加每次拉伸腿的50次。

练习3：仰卧在肚子上，弯曲肘部并支撑在地面上，收紧臀部，使腹部离开地面，停顿三秒钟，然后再次站起来，重复5-10次。

练习4：仰卧，用力举起臀部10-20秒，然后再做一次，但要保持双腿伸直。

3. 腿部减肥训练

练习1：大腿坐着站立，双手放在臀部上，上身直立，先抬高右腿，离地面15-20cm，慢慢移至左腿，但不要触摸地面，立即返回原来的姿势，腿疲劳后改换另一种。

练习2：坐直站立，拉直一只腿，弯曲一只膝盖，两手叉腰，尽可能地将直腿抬起，停下来再次放下，重复5次，然后增加到10次，然后切换到另一根腿。抬高腿时，请注意保持上身直立。

（三）人际关系

（1）颈部肌肉运动的建议

在运动的初始阶段，通常只进行徒手的脖子环转和左右颈转弯等运动。可能不安排特殊的颈部锻炼。6个月后，您可以一次选择1到2个动作，每个练习分为2到4组，每组约10至12次。在没有专用设备的情况下，徒手进行自我抵抗训练是最主要的方法。在6个月至1年后，可以进行举重锻炼（例如负重颈部屈伸），以平衡颈部肌肉和身体肌肉的发育。

（2）肩部肌肉的锻炼方法

1. 肩部肌肉的常见锻炼

男孩们进行肩膀运动以显示肩膀的宽度和力量，使身体形状呈"倒三角形"，并增加身体形状的美感。女孩的肩膀运动可以使肩膀光滑并显示出优美的线条。肩部锻炼应增强肩部肌肉，尤其是三角肌。主要练习包括站立和抬肘，站立侧举，站立前举，弯腰举，俯身鸟，后颈按压，前颈按压，坐姿哑铃，平举和下拉橡皮筋，拉上橡皮筋侧面，站立和耸肩，站立和耸肩等。

男孩和女孩的一般肩部锻炼方法大致相同，但由于锻炼的要求和目的不同，锻炼的重量和量也有所不同。对于想减肥的女孩，健身器材的重量应该更轻一些，次数可以更多，通常每组超过 14 次。对于想要锻炼肌肉的男孩，运动器材的重量应该更大，次数应该少一些，通常每组 8-12 次。在健身运动中，根据肩膀的生理特征，必须在运动中根据不同部位（如肩膀的前，中，后）合理安排每次动作，以使"肩膀"周围的肌肉做运动。我什至认为，如果有爱，一切都会存在。当破碎的爱情的打击袭来时，我没有足够的心理准备，我也不知道该如何面对分手和面对自己。

（四）自我意识

大学生活历来是丰富多彩而令人向往的。但是，大学生进入大学后，由于学习生活的变化，自身专业等多种因素的影响，大多数人对自己的评价正在逐渐发生变化。这些不仅表现在学业成绩和日常生活中，而且表现在知识，社会经验，人际交往和个人综合能力上。自我认知也会波动。分数低时容易自大，遇到挫折时容易自卑。对每个大学生来说，不断调整自我认知非常重要。

作为一群受过良好高中教育的同龄人，大学生在真实自我和理想自我之间总是存在相当大的差距。对这一客观事实的理解不足会引起认知矛盾，严重影响大学生的心理状态。面对客观现实，一些大学生可以及时调整对自我的认识，重新建立目标，满足客观现实的要求；一些大学生试图避免与现实的冲突，出现沮丧，decade 废，沮丧，沮丧和其他精神状态，或者沉迷于对现实的娱乐，沉迷和发泄不满，以使自己的灵魂瘫痪，甚至滋生严重的心理。诸如自杀倾向之类的问题。

大学时期的年轻人强烈意识到"自我"，也注意到自我的脆弱性，这强烈要求自我充实和自我发展。一些同学在追求自我发展中错过了对方，未能达到预期的目标，导致不良的心理反应。一些学生在自我发展的过程中放大了自己的弱点，而忽略了自己的优点。他们采用防御机制是因为害怕暴露自己的弱点，缺乏必要的社会支持，甚至造成严重的麻烦和恐惧。

（五）心理冲突

心理冲突是指个体在有目的的行为中具有两个或更多相反或相互排斥的动机时的矛盾心理状态。心理冲突通常会导致动机的部分或全部无法满足，同时也阻碍了动机所指目标的实现。动机与沮丧有关，也是沮丧和心理压力的重要原因。大学生的心理冲突包括独生子女和贫困学生等群体的独特心理冲突，以及个体发展所面临的进步与就业，学术工作和情感。

大学时代是心理断奶的关键时期。心理断奶意味着个人脱离了父母和家庭的监护，完全切断了个人与父母和家庭之间的心理联系的"脐带"，摆脱了家庭依赖性，成为独立的个体，并完成了自我心理世界的建设。当多个发展任务同时落在大学生身上时，不可避免地会发生各种心理冲突。实际上，大学生的心理冲突不是由对与错的判断引起的冲突，而是由选择带来的选择。例如，上学或找到工作只是生活中许多选择中的一种，本质上并不会改变生活的方向。毕业后是否继续学习专业是在实践中再次选择的过程。

（六）家庭环境

许多人认为锻炼胸部肌肉也会影响背部肌肉。这种观点是单方面的。在锻炼过程中，尽管胸部锻炼会锻炼背阔肌，但背阔肌的面积却很大。为了充分发展背阔肌，需要一些特殊的练习。如果您在进行胸部锻炼时不注意背阔肌，则可能导致胸廓畸形的发展。因此，在做运动时，应注意胸部肌肉和背部肌肉的联合运动。锻炼背部肌肉的主要练习方法是：将单杠向上拉至脖子后部，用沉重的锤子将颈部下拉至坐姿，俯卧，俯卧划船，两手划船，弯曲硬拉，坐着并保持腹部等。

此方法需要患者用手掌在胸部和腹部按摩中福，中和丹田，然后在颈部按摩宜丰，睡眠和风池穴；然后按摩腰部，揉搓双手并分别擦拭 20-30 次。

第三节 高校体育与心理健康的互动模式

一、促进大学体育与大学生心理健康利益互动的基本原则

（一）互动原理

完成上述活动后，患者的身体开始变得安静疲劳，此时您可以上床睡觉了。最好躺在右侧，然后将手放在胸前。呼吸均匀，打开和关闭拇指和食指。行动（吸气时打开，呼气时关闭）。一段时间后，您可以逐渐入睡。

脊柱是人体的中心，从上到下连接人体。从人体的侧面解剖图中可以看出，人体的脊柱不是完全垂直，而是每个节段都具有正常的生理曲折，但是该曲率仅限于人体的侧脊柱的投影。从背面看，脊椎完全垂直。脊柱侧弯是指人的脊柱向左或向右弯曲。

脊柱侧弯是一种脊柱畸形。当病人脱下衣服时，弯曲会很明显。在轻度情况下，肩膀的高度不相等，腰部不对称；在严重的情况下，从胸部，胸腰到腰部的脊柱向一侧弯曲，背部在同一侧抬高，并且胸部塌陷。在严重的情况下，它会影响心肺功能和内部器官功能。

（二）主观性原则

任何教育都只能通过将其转化为受教育者的积极活动并建立其主体意识来实现，在脊柱侧弯的早期阶段，矫正运动的效果最为显着，因为此时骨骼和韧带尚未发生异常变化。一旦长时间发生脊柱侧弯，一侧的肌肉和韧带就会松弛，而另一侧则是萎缩。不像开始时那样快。一旦脊柱侧弯很长，脊柱本身经常会变形，使矫正更加困难。但是，如果您可以长时间继续进行矫正运动，则仍然可以防止脊柱侧弯的再发展，并使脊柱变直。

它也被称为反射螺旋修整法，适用于厚度差异较大的部分，例如小腿和前臂。敷料仍以圆形敷料开始，然后用拇指按胶带，将胶带的上边缘反射约 45°，然后按上一个圆的 12 至 13。转向线应避免缠绕并且彼此平行。

三角围巾的尺寸可以根据需要选择。通常有两种尺码，用 1 m 平方的白布斜切以形成一条大的三角形围巾。小三角围巾是大三角围巾的一半。常用的包扎方

法如下：

（三）活动原则

活动是主体与客观世界互动的过程。人类活动反映了客观世界，并通过活动对宏观世界做出了反应，因此人们对反思进行了进一步的测试和发展。因此，活动构成了心理学发生和发展的基础以及心理学的起源。人们的心理素质是在活动和人际交往中形成和发展的。通过大学生的积极参与来实现大学生身体素质的提高和心理健康的改善，仅靠课堂上的理论教学是无法完成任务的。活动原则是指对大学生的心理健康教育应开展多种文化体育活动，使大学生的心理素质得到具体实践的锻炼和提高。因此，在大学体育与大学生心理健康教育的互动中，有必要通过一系列的体育学习或活动，充分发挥体育活动课程的基本功能，使大学生能够进行锻炼和练习。在各种情况下。

二、高校体育与大学生心理健康利益互动的基本目标

（一）满足大学生需求，促进身心协调发展

将大三角围巾的底部边缘折成两根手指宽度，然后将其放在前额上。将顶部的拐角放在枕头上，然后将两个耳朵的两个底部的拐角包裹到枕头的背面以打一个半结，然后按一下顶部的拐角，然后将其包裹在额头的结上，最后将其包裹在顶部枕骨的背面变平并插入半结。

将大三角头巾的底部和顶部折成一条宽条带，将条带的中部放在患病的肩膀和腋窝下，在患病的肩膀上交叉两端，分别绕着胸部和背部，打结为了避免在结节处受压，在相对的腋窝下方可以将柔软的材料（例如吸收棉）放在腋下。

（二）增强集体意识，促进适度的行为协调

人的意志通过行动来表达，而行动则由意志来控制。使用一条小的三角形围巾，将手掌平放在三角形围巾的中间，掌指关节与底边齐平，顶角朝向肘部。然后越过手背的两个下角，绕到手腕以打成半结，然后到手腕的后部打成结，最后将上角折成半结。

（三）保持人际关系融洽，人格健全

适当的体育锻炼可以加速神经元核糖体的形成，增加其数量，并增强蛋白质的合成。神经元的尼氏体由粗糙的内质网和游离核糖体组成。游泳训练后，脊髓前角运动神经元的尼氏体密集分布并积累，而未经训练的则没有。这个变化。高强度游泳后，豚鼠脊髓前角的运动神经元 Nissl 体立即收缩并减少。72 小时后，经过训练的豚鼠的 Nissl 体显示恢复，而未经训练的豚鼠则未恢复。适当的体育锻炼还可以增加运动神经元的线粒体数量，使线粒体的 ista 裂更密集，并提高运动神经元的线粒体能量供应能力。

避免在计划开始时举起最大重量。过多的体重会增加肌肉和关节受损的风险，而较轻的体重（最大重复次数为 12 至 15 次的负荷）不会导致肌肉过度疲劳。如果最初选择的重量可以轻松自由地重复 12 次，则肌肉重量可以相应增加；如果锻炼者不能重复动作 12 次，则体重过大，应适当减少。

三、高校体育锻炼与大学生心理健康互动模型的基础构建

充分挖掘大学体育资源，深入发展大学生心理健康教育，不仅需要相关职能部门的统筹规划，组织协调，而且需要分工明确，各部门之间，各部门之间的密切配合。相关的专业教师既需要相互交流和沟通，又需要彼此的优势互补，也需要多方面的合作与支持，以形成合力。构建科学，系统的互动模式是促进大学体育与大学生心理健康教育互动的基本保证。笔者认为，基于调查研究和专家访谈的结果，为促进大学体育教育与大学生心理健康利益的互动，应努力建立和完善以下三个体系。

（一）建立三维组织领导体系

进行初步的力量锻炼后，如果在此阶段肌肉可以适应负荷，则可以逐渐增加体重，增加的体重可以确保提升 6 到 8 倍的性能。当肌肉力量得到改善时，负荷可以增加，直到练习者达到目标为止。这个阶段的练习一般是每周 3 次，每个练习是 3 组，每组是 6-8 次。

（1）在学习方面，对知识有强烈的渴望，对学习有浓厚的兴趣。在大学里，学习仍然是生活中的重要主题。具有良好心理的大学生可以发现并保持对学习的

兴趣，继续探索和阐明学习目标，并从学习中获得乐趣和成就感，从而使他们的大学生涯变得充实而有意义，并且不会浪费。时间。

（2）在生活方面，有独立生活的能力。对于许多大学生而言，大学阶段是远离父母独立生活的开始，也是从需要他人照顾他们的未成年人到自己做一切的成年人的过渡时期。独立生活不仅意味着有能力照顾自己的家务，而且还需要合理安排时间和精力，能够做出决定并为自己负责，成为一个可以照顾自己的人。

（3）具有完整统一的性格。人格是个人相对稳定的心理特征的总和。人格的完整性和统一性是指构成人格的气质，能力，性格和理想，信念，生活观等方面的平衡发展，没有明显的缺陷和障碍；思维与思维与言行一致，没有自相矛盾的部分。

（4）有正确的自我意识。自我意识是人格的核心。这是一个人对自己以及与周围世界的关系的知识和经验。健康的自我意识应该有客观准确的自我评价，喜欢自己，接受自己的长处和短处。根据美国心理学家罗杰斯的人格理论，我们每个人都包含两个部分："理想自我"和"真实自我"。不要过于要求自己，不要过于自尊，盲目地挑战超越自己能力的事情，不要妄自尊大，放弃自己可以轻松做的事情；努力在理想自我和现实之间取得平衡是自我健康发展的方向。

（二）促进教师队伍素质提高的互动机制

情绪健康，具有良好的情绪调节能力。心理健康的大学生在大多数时间里情绪稳定。心情是积极，乐观，开朗和自信的，对生活充满希望。情绪与环境协调。面对压力和挫折，他们可以恰当地表达和发泄自己的负面情绪，但他们并不过分沮丧。他们还可以充分利用自身和外部资源来及时调节和指导他们，而不必沉迷于他们。

（1）具有良好的社会适应能力。社会适应是指个人与客观现实环境保持良好互动关系的能力。心理健康的大学生可以正确地理解环境，可以在环境变化或遇到困难时做出有效反应，不退缩，避免或抱怨他人，并可以与环境特征和自我条件相协调以改变自己或改变以适当的方式实现环境社会适应的目的。

（2）具有良好的人际交往能力和健康的人际关系。在大学的集体生活中，拥有并维持良好的人际关系非常重要。精神健康的大学生愿意与人互动并结交朋友；他们可以在人际交往中保持独立自主和完整的个性，而不是谦虚或霸道；能够客观地评估自己和他人，不顺应潮流以及他人；善于从长处学习，乐于助人和宽容。沟通动机是正确的；能够在人际交流中以适当的方式表达不同的意见，并解决冲突和纠纷。许多学生已经在中学建立了自己的学习优势，并对学术寄予很高的期望。在大学里，他还面临着学术期望的变化，即学术优势的丧失和个人学术工作的重新定位。如果大学生缺乏足够的心理准备，不能正确地接受和对待学业成绩，他们的自信心就会下降，自卑感会增加，甚至会出现强烈的嫉妒和攻击性行为。

（三）提高教学效率的操作系统

大学时代是心理断奶的关键时期。心理断奶意味着个人脱离了父母和家庭的监护，完全切断了个人与父母和家庭之间的心理联系的"脐带"，摆脱了家庭依赖性，成为独立的个体，并完成了自我心理世界的建设。当多个发展任务同时落在大学生身上时，不可避免地会发生各种心理冲突。实际上，大学生的心理冲突不是由对与错的判断引起的冲突，而是由选择带来的选择。例如，上学或找到工作只是生活中许多选择中的一种，本质上并不会改变生活的方向。毕业后是否继续学习专业是在实践中再次选择的过程。充分挖掘大学体育资源，深入发展大学生心理健康教育，不仅需要相关职能部门的统筹规划，组织协调，而且需要分工明确，各部门之间，各部门之间的密切配合。相关的专业教师既需要相互交流和沟通，又需要彼此的优势互补，也需要多方面的合作与支持，以形成合力。构建科学，系统的互动模式是促进大学体育与大学生心理健康教育互动的基本保证。笔者认为，基于调查研究和专家访谈的结果，为促进大学体育教育与大学生心理健康利益的互动，应努力建立和完善以下三个体系。

间歇时间。间隔时间有两种安排，一种是 30 至 60 米的短段，间隔很短，并且该时间为 1 分钟或更短以确保使用 CP 能量；另一种是 100 到 150 米的一段，间隔很长，时间要超过 2 分钟，以确保 CP 能源材料的回收。如果组之间的间隔较长（5 到 7 分钟），则应在该间隔内使用主动休息。

（1）两种动作的组合练习：主要是跨步→向后跑，后踢跑→圆圈跑，侧翻→前滚，俯卧→膝盖触摸胸部，跳髋→跨步跑，站立俯卧撑→高脚跑到位，等等。

（2）三项动作的组合练习：主要是跨步侧步→滑步→障碍跑，旋风脚→侧手翻转→前滚，弹簧腿→飞脚→潜水前滚，滑跳→跨步跑→转弯周围，滑动和奔跑以及其他练习。

（3）多种运动组合练习：主要是倒立向前滚步→肩膀向后滚动→侧向滚动→跪跳，悬空挥杆→双杠向下跳→钻山羊→在平衡木上行走，跨栏→钻跨栏→跳跨栏→滚动结束，摆动腿部→向后奔跑→向前俯身→站起来进行其他锻炼。

肥胖症是一种严重危害人类健康的疾病。近年来，我国肥胖者的患病率迅速增加。由于营养摄入过多，许多大学生超重。对于某些智力能力较弱的大学生而言，超重和肥胖是他们健康成长的障碍。因此，改善肥胖大学生的身心健康是有效改善大学生整体健康的重要前提。大学生的肥胖通常由身高和体重之间的关系表示。当高度固定时，体重的增加或减少主要取决于体内脂肪的量。因此，在评估大学生是否肥胖时，可以通过体内脂肪量，即脂肪在体重中的百分比来判断。一般来说，一个人的体重与体内脂肪的百分比成正比。换句话说，对于标准体重的人，其体脂比应处于正常水平；对于肥胖的人，体重和体重都应该过量。在医学中，超过标准体重的20%被称为肥胖。有许多计算标准重量的方法。有两种最适合我国大学生的方法：（1）将身高之差（厘米）减去100，再乘以0。9，得出男性标准体重（kg）；以厘米减去100的高度乘以0。85即可得出女孩的标准体重（kg）。（2）从以厘米为单位的高度减去108，得出男孩的标准体重（kg）；从以厘米为单位的高度中减去110，以得到女孩的标准体重（kg）。

第九章 大学生体质健康与身体素质锻炼研究

体育锻炼是大学生体育锻炼的重要组成部分。身体适应性涉及广泛的内容，特别是保持强度，耐力，柔韧性，速度和敏捷性。本章主要系统地讨论这些身体素质，并具体阐述了这些身体素质的方法。

第一节 力量素质锻炼

一、实力概述

（一）力量素质的概念

力量是指人体肌肉在工作时克服或抵抗阻力的能力。人体的各种活动是通过人体各个部位的肌肉来实现的，并克服了骨骼的各种阻力。大学生的力量水平对耐力和速度的发展也有重要影响。？

（二）强度的影响因素

1. 中枢神经系统

中枢神经系统包括大脑和脊髓。大脑是协调和决策的中心，以控制人体的所有活动，并控制人体的所有有意识和无意识活动。如果从中枢神经系统发出的神经冲动具有较高的强度和频率，则肌肉将产生很大的力量。将大三角头巾的底部和顶部折成一条宽条带，将条带的中部放在患病的肩膀和腋窝下，在患病的肩膀上交叉两端，分别绕着胸部和背部，打结为了避免在结节处受压，在相对的腋窝下方可以将柔软的材料（例如吸收棉）放在腋下。

使用一条小的三角形围巾，将手掌平放在三角形围巾的中间，掌指关节与底边齐平，顶角朝向肘部。然后越过手背的两个下角，绕到手腕以打成半结，然后到手腕的后部打成结，最后将上角折成半结。

2. 肌肉组织的形态和结构

首先，肌肉纤维的类型分为红色肌肉纤维（慢肌纤维），白色肌肉纤维（快肌纤维）和中间纤维。肌肉力量的大小取决于不同类型的肌肉纤维的百分比。

其次，肌肉的生理横截面是肌肉所有肌肉纤维横截面的总和，它决定了肌肉的绝对力量。如果每条肌肉纤维的横截面较厚，则肌肉的横截面也会变厚，并且收缩力会相应增加。

3. 肌肉协调能力

肌肉内部协调是指肌肉驱动多少个运动单元参与工作的能力。。心理健康的大学生可以正确地理解环境，可以在环境变化或遇到困难时做出有效反应，不退缩，避免或抱怨他人，并可以与环境特征和自我条件相协调以改变自己或改变以适当的方式实现环境社会适应的目的。

具有良好的人际交往能力和健康的人际关系。在大学的集体生活中，拥有并维持良好的人际关系非常重要。精神健康的大学生愿意与人互动并结交朋友；他们可以在人际交往中保持独立自主和完整的个性，而不是谦虚或霸道；能够客观地评估自己和他人，不顺应潮流以及他人；善于从长处学习，乐于助人和宽容。沟通动机是正确的；能够在人际交流中以适当的方式表达不同的意见，并解决冲突和纠纷。

大学时代是心理断奶的关键时期。心理断奶意味着个人脱离了父母和家庭的监护，完全切断了个人与父母和家庭之间的心理联系的"脐带"，摆脱了家庭依赖性，成为独立的个体，并完成了自我心理世界的建设。当多个发展任务同时落在大学生身上时，不可避免地会发生各种心理冲突。实际上，大学生的心理冲突不是由对与错的判断引起的冲突，而是由选择带来的选择。例如，上学或找到工作只是生活中许多选择中的一种，本质上并不会改变生活的方向。毕业后是否继续学习专业是在实践中再次选择的过程。

在运动的初始阶段，通常只进行徒手的脖子环转和左右颈转弯等运动。可能不安排特殊的颈部锻炼。6个月后，您可以一次选择1到2个动作，每个练习分为2到4组。每组约10至12次。在没有专用设备的情况下，徒手进行自我抵抗训练是最主要的方法。在 6 个月至 1 年后，可以进行举重锻炼（例如负重颈部屈伸），以平衡颈部肌肉和身体肌肉的发育。

二、力量训练方法

（一）最大力量训练

最大强度的增加主要取决于肌肉生理横截面和肌肉内协调的发展和改善。后者对于提高相对强度特别重要。以下训练方法可以有效地开发人体的最大力量。

1. 静态运动方法

静态锻炼通常会承受较大的负荷，并通过增加体重进行锻炼。重量越大，肌肉的感觉神经传递到大脑皮层的神经冲动就越强，男孩们进行肩膀运动以显示肩膀的宽度和力量，使身体形状呈"倒三角形"，并增加身体形状的美感。女孩的肩膀运动可以使肩膀光滑并显示出优美的线条。肩部锻炼应增强肩部肌肉，尤其是三角肌。主要练习包括站立和抬肘，站立侧举，站立前举，弯腰举，俯身鸟，后颈按压，前颈按压，坐姿哑铃，平举和下拉橡皮筋，拉上橡皮筋侧面，站立和耸肩，站立和耸肩等。

将大三角围巾的底部边缘折成两根手指宽度，然后将其放在前额上。将顶部的拐角放在枕头上，然后将两个耳朵的两个底部的拐角包裹到枕头的背面以打一个半结，然后按一下顶部的拐角，然后将其包裹在额头的结上，最后将其包裹在顶部枕骨的背面变平并插入半结。

将大三角头巾的底部和顶部折成一条宽条带，将条带的中部放在患病的肩膀和腋窝下，在患病的肩膀上交叉两端，分别绕着胸部和背部，打结为了避免在结节处受压，在相对的腋窝下方可以将柔软的材料（例如吸收棉）放在腋下。

使用一条小的三角形围巾，将手掌平放在三角形围巾的中间，掌指关节与底边齐平，顶角朝向肘部。然后越过手背的两个下角，绕到手腕以打成半结，然后到手腕的后部打成结，最后将上角折成半结。

2. 连续重复施加力法（重复法）

这种方法的特点是负荷的大小应随肌肉力量的增加而逐渐增加。当参加培训的大学生重复更多次时，表明力量有所提高，也就是说，应增加负担的重量。反复运动的方法适用于所有阶段和训练。它的作用是增强新陈代谢，激活营养过程并帮助改善协调性，增强支持运动器官的能力，并可以快速有效地改善肌肉力量。

重复性力量训练中使用的负荷通常是我最大负荷的 75% 至 90%。组数可以是 6 至 8 组，每组重复 3 至 6 次，每组的间隔时间控制在 3 分钟。 心理健康的大学生可以正确地理解环境，可以在环境变化或遇到困难时做出有效反应，不退缩，避免或抱怨他人，并可以与环境特征和自我条件相协调以改变自己或改变以适当的方式实现环境社会适应的目的。

具有良好的人际交往能力和健康的人际关系。在大学的集体生活中，拥有并维持良好的人际关系非常重要。精神健康的大学生愿意与人互动并结交朋友；他们可以在人际交往中保持独立自主和完整的个性，而不是谦虚或霸道；能够客观地评估自己和他人，不顺应潮流以及他人；善于从长处学习，乐于助人和宽容。沟通动机是正确的；能够在人际交流中以适当的方式表达不同的意见，并解决冲突和纠纷。

大学时代是心理断奶的关键时期。心理断奶意味着个人脱离了父母和家庭的监护，完全切断了个人与父母和家庭之间的心理联系的"脐带"，摆脱了家庭依赖性，成为独立的个体，并完成了自我心理世界的建设。当多个发展任务同时落在大学生身上时，不可避免地会发生各种心理冲突。实际上，大学生的心理冲突不是由对与错的判断引起的冲突，而是由选择带来的选择。例如，上学或找到工作只是生活中许多选择中的一种，本质上并不会改变生活的方向。毕业后是否继续学习专业是在实践中再次选择的过程。

3. 最大限度地发挥作用的方法（力量法）

这种方法的特点是极度或接近最大和最大负荷运动。训练逐渐达到劳累极限后，继续使用最强，中等和较高的强度负荷作为体力，直到刺激效果变差为止。至今。

4. 电刺激

该方法利用电刺激引起肌肉收缩，从而增加肌肉活动。生理机制是，大脑发出的中枢神经冲动被可以使肌肉收缩的电刺激所代替。

（二）速度和力量训练

1. 培养动力的方法

在最短的时间（通常少于 150 毫秒）中，施加最快的下肢力量称为启动力。

发展动力的负荷特征是使用 30％ -50％ 负荷强度，进行 3-6 组，每组做 5-10 次，每组花费 1-3 分钟。

激发动力的方法有很多：①利用地形和要素进行各种冲刺练习，例如在沙滩上跑步，上下跑步和上楼梯。②使用设备和仪器进行各种跑步锻炼，例如加重背心启动和加速，方向突然变化加速跑步，定时短跑，铅带加速跑步，轻型杠铃短跑等。③使用各种辅助工具的同伴在各种准备位置进行加速运行，牵引运行和信号开始运行。此外，锻炼跳跃反射也是锻炼动力的好方法。在运动的初始阶段，通常只进行徒手的脖子环转和左右颈转弯等运动。可能不安排特殊的颈部锻炼。6 个月后，您可以一次选择 1 到 2 个动作，每个练习分为 2 到 4 组。，每组约 10 至 12 次。在没有专用设备的情况下，徒手进行自我抵抗训练是最主要的方法。在 6 个月至 1 年后，可以进行举重锻炼（例如负重颈部屈伸），以平衡颈部肌肉和身体肌肉的发育。

男孩们进行肩膀运动以显示肩膀的宽度和力量，使身体形状呈"倒三角形"，并增加身体形状的美感。女孩的肩膀运动可以使肩膀光滑并显示出优美的线条。肩部锻炼应增强肩部肌肉，尤其是三角肌。主要练习包括站立和抬肘，站立侧举，站立前举，弯腰举，俯身鸟，后颈按压，前颈按压，坐姿哑铃，平举和下拉橡皮筋，拉上橡皮筋侧面，站立和耸肩，站立和耸肩等。

将大三角围巾的底部边缘折成两根手指宽度，然后将其放在前额上。将顶部的拐角放在枕头上，然后将两个耳朵的两个底部的拐角包裹到枕头的背面以打一个半结，然后按一下顶部的拐角，然后将其包裹在额头的结上，最后将其包裹在顶部枕骨的背面变平并插入半结。

将大三角头巾的底部和顶部折成一条宽条带，将条带的中部放在患病的肩膀和腋窝下，在患病的肩膀上交叉两端，分别绕着胸部和背部，打结为了避免在结节处受压，在相对的腋窝下方可以将柔软的材料（例如吸收棉）放在腋下。

使用一条小的三角形围巾，将手掌平放在三角形围巾的中间，掌指关节与底边齐平，顶角朝向肘部。然后越过手背的两个下角，绕到手腕以打成半结，然后到手腕的后部打成结，最后将上角折成半结。

2. 发展爆发力的方法

在最短时间内（150 毫秒内）以最大加速度克服一定阻力的能力称为爆炸力。

? 对于大多数速度强度事件（例如跳远起跳），这是决定性因素。爆炸威力还取决于最大力量水平，因此，开发最大力量的任何方法也都适合进行爆炸威力演习。但是，爆炸性动力演习发展的负荷特征是：负荷强度一般为 70％至 90％，演习组的数量为 3-6 组，每组进行 5-6 次，每组有一个间隔 3 分钟。

3. 培养响应能力的方法

在跳跃深度的典型响应形式中，肌肉的伸长是由身体在重力的作用下推动向下运动的。人们习惯称其为超等距练习。相反，在典型的击打反应形式中，肌肉伸长是由对肌肉的作用力引起的。该伸长率不是正的。因此，伸长 - 收缩循环比深跳慢得多。

（三）力量与耐力训练

1. 连续间歇练习

它的特点是负载重量小，每次您都应尽最大努力达到极限，从而使肌肉长时间持续收缩至最大。力量耐力的增加主要表现在重复次数的增加上。每次练习都应努力增加重复次数。当重复次数超过项目特征的需求时，应增加负担。由于每种运动具有不同的特征，应根据每个项目的特征确定负荷重量和使用次数。避免在计划开始时举起最大重量。过多的体重会增加肌肉和关节受损的风险，而较轻的体重（最大重复次数为 12 至 15 次的负荷）不会导致肌肉过度疲劳。如果最初选择的重量可以轻松自由地重复 12 次，则肌肉重量可以相应增加；如果锻炼者不能重复动作 12 次，则体重过大，应适当减少。初始阶段的持续时间取决于医生最初可以承受的力量水平，通常为 1 至 3 周。初学者需要 3 周的时间才能开始学习该阶段，接受基础培训的人可以相应地缩短此阶段。

进行初步的力量锻炼后，如果在此阶段肌肉可以适应负荷，则可以逐渐增加体重，增加的体重可以确保提升 6 到 8 倍的性能。当肌肉力量得到改善时，负荷可以增加，直到练习者达到目标为止。这个阶段的练习一般是每周 3 次，每个练习是 3 组，每组是 6-8 次。

适当的体育锻炼可以加速神经元核糖体的形成，增加其数量，并增强蛋白质的合成。神经元的尼氏体由粗糙的内质网和游离核糖体组成。游泳训练后，脊髓前角运动神经元的尼氏体密集分布并积累，而未经训练的则没有。这个变化。高强度游泳后，豚鼠脊髓前角的运动神经元 Nissl 体立即收缩并减少。72 小时后，经过训练的豚鼠的 Nissl 体显示恢复，而未经训练的豚鼠则未恢复。适当的体育锻炼还可以增加运动神经元的线粒体数量，使线粒体的 ista 裂更密集，并提高运动神经元的线粒体能量供应能力。

心理健康的大学生可以正确地理解环境，可以在环境变化或遇到困难时做出有效反应，不退缩，避免或抱怨他人，并可以与环境特征和自我条件相协调以改变自己或改变以适当的方式实现环境社会适应的目的。

2. 等速运动

等速运动法是一种使用特殊设备（等速运动器）锻炼力量的方法。等速运动训练器的结构是将尼龙绳连接到离心制动器上。当拉动尼龙绳时，由于离心制动作用，拉绳的力越大，设备产生的阻力就越大，而设备产生的阻力始终与力的大小有关。肌肉力量与骨骼杠杆的位置紧密相关，骨骼杠杆的位置受肌肉群的牵拉角度以及每个杠杆的阻力臂和力臂的相对长度的影响。因此，当人体的任何部分运动时，在整个运动范围内，肌肉的力量都不均匀。

简而言之，与慢速等速运动训练相比，快速等速运动训练对提高力量耐力具有更大的作用。等速运动训练通常每周应进行 2 至 4 次，每次运动应分 2 至 4 组进行。如果负荷很大，则每组做 8-15 次；如果负载较小，请具有良好的人际交往能力和健康的人际关系。在大学的集体生活中，拥有并维持良好的人际关系非常重要。精神健康的大学生愿意与人互动并结交朋友；他们可以在人际交往中保持独立自主和完整的个性，而不是谦虚或霸道；能够客观地评估自己和他人，不顺应潮流以及他人；善于从长处学习，乐于助人和宽容。沟通动机是正确的；能够在人际交流中以适当的方式表达不同的意见，并解决冲突和纠纷。

大学时代是心理断奶的关键时期。心理断奶意味着个人脱离了父母和家庭的监护，完全切断了个人与父母和家庭之间的心理联系的"脐带"，摆脱了家庭依赖性，成为独立的个体，并完成了自我心理世界的建设。当多个发展任务同时落在大学生身上时，不可避免地会发生各种心理冲突。实际上，大学生的心理冲突不是由对与错的判断引起的冲突，而是由选择带来的选择。例如，上学或找到工作只是生活中许多选择中的一种，本质上并不会改变生活的方向。毕业后是否继续学习专业是在实践中再次选择的过程。执行 15 次以上。在等速运动训练期间，特殊运动应使运动速度尽可能快。

第二节　耐力素质锻炼

一、耐力质量概述

（一）耐力品质的概念

耐力品质是指人体在长时间工作或运动中克服疲劳的能力，也是人体健康或身体健康的重要指标。在运动的初始阶段，通常只进行徒手的脖子环转和左右颈转弯等运动。可能不安排特殊的颈部锻炼。6个月后，您可以一次选择1到2个动作，每个练习分为2到4组。，每组约10至12次。在没有专用设备的情况下，徒手进行自我抵抗训练是最主要的方法。在6个月至1年后，可以进行举重锻炼（例如负重颈部屈伸），以平衡颈部肌肉和身体肌肉的发育。

男孩们进行肩膀运动以显示肩膀的宽度和力量，使身体形状呈"倒三角形"，并增加身体形状的美感。女孩的肩膀运动可以使肩膀光滑并显示出优美的线条。肩部锻炼应增强肩部肌肉，尤其是三角肌。主要练习包括站立和抬肘，站立侧举，站立前举，弯腰举，俯身鸟，后颈按压，前颈按压，坐姿哑铃，平举和下拉橡皮筋，拉上橡皮筋侧面，站立和耸肩，站立和耸肩等。

将大三角围巾的底部边缘折成两根手指宽度，然后将其放在前额上。将顶部的拐角放在枕头上，然后将两个耳朵的两个底部的拐角包裹到枕头的背面以打一个半结，然后按一下顶部的拐角，然后将其包裹在额头的结上，最后将其包裹在顶部枕骨的背面变平并插入半结。

将大三角头巾的底部和顶部折成一条宽条带，将条带的中部放在患病的肩膀和腋窝下，在患病的肩膀上交叉两端，分别绕着胸部和背部，打结为了避免在结节处受压，在相对的腋窝下方可以将柔软的材料（例如吸收棉）放在腋下。

使用一条小的三角形围巾，将手掌平放在三角形围巾的中间，掌指关节与底边齐平，顶角朝向肘部。然后越过手背的两个下角，绕到手腕以打成半结，然后到手腕的后部打成结，最后将上角折成半结。

（二）耐力品质的含义

（1）通过耐力训练，提高大学生的呼吸系统和血液循环系统功能，从而提高抗疲劳能力。

（2）通过耐力训练，发展了呼吸系统和心血管系统功能，血氧供应充足，不可避免地增加了人体的能量储备，改善了相关的生理生化功能，可以促进和加速消除疲劳的过程训练结束后。

（3）经过合理的耐力训练，大学生提高了抵抗疲劳的能力，疲劳后身体迅速恢复，使大脑皮层兴奋和抑制的节律交替也得到了快速恢复和改善。

（4）耐力训练还可以培养大学生的毅力，毅力和克服困难的勇气。这对于培养大学生的心理素质和技能战术非常重要。

（三）影响耐力质量的因素

1.人力储能和能源供应能力

能量交换的速度主要与各种酶的活性有关，耐力训练可以有效地提高各种酶（如肌酸激酶，氧化酶等）的活性，并加速 ATP 的分解和合成。在运动的初始阶段，通常只进行徒手的脖子环转和左右颈转弯等运动。可能不安排特殊的颈部锻炼。6 个月后，您可以一次选择 1 到 2 个动作，每个练习分为 2 到 4 组。，每组约 10 至 12 次。在没有专用设备的情况下，徒手进行自我抵抗训练是最主要的方法。在 6 个月至 1 年后，可以进行举重锻炼（例如负重颈部屈伸），以平衡颈部肌肉和身体肌肉的发育。

男孩们进行肩膀运动以显示肩膀的宽度和力量，使身体形状呈"倒三角形"，并增加身体形状的美感。女孩的肩膀运动可以使肩膀光滑并显示出优美的线条。肩部锻炼应增强肩部肌肉，尤其是三角肌。主要练习包括站立和抬肘，站立侧举，站立前举，弯腰举，俯身鸟，后颈按压，前颈按压，坐姿哑铃，平举和下拉橡皮筋，拉上橡皮筋侧面，站立和耸肩，站立和耸肩等。

将大三角围巾的底部边缘折成两根手指宽度，然后将其放在前额上。将顶部的拐角放在枕头上，然后将两个耳朵的两个底部的拐角包裹到枕头的背面以打一个半结，然后按一下顶部的拐角，然后将其包裹在额头的结上，最后将其包裹在顶部枕骨的背面变平并插入半结。

将大三角头巾的底部和顶部折成一条宽条带，将条带的中部放在患病的肩膀和腋窝下，在患病的肩膀上交叉两端，分别绕着胸部和背部，打结为了避免在结节处受压，在相对的腋窝下方可以将柔软的材料（例如吸收棉）放在腋下。

使用一条小的三角形围巾，将手掌平放在三角形围巾的中间，掌指关节与底边齐平，顶角朝向肘部。然后越过手背的两个下角，绕到手腕以打成半结，然后到手腕的后部打成结，最后将上角折成半结。

2. 肌肉中氧气的供应和利用

向人体的氧气供应主要取决于呼吸和循环系统，尤其是心脏和肺功能。研究表明，具有高耐力水平的大学生已经形成了心肌，具有很强的心肌收缩力，并增加了中风量，从而延长了心跳的间歇时间，使心脏得到了良好的休息。充分利用心脏的潜能，为人体提供足够的氧气，氧气利用率高。

3. 人体功能与经济

完善而协调的技术措施可以减少不必要的能源消耗；合理分配体力可以改善能量的有效利用（恒定速度下的能耗低，可变速度下的能耗高）。人体功能的高节省可以使运动过程中人体每单位时间的能量消耗最小化，从而确保人体的长期运动能力。

二、耐力训练方法

（一）耐力训练的一般方法

1. 持续练习

连续练习法是指练习时每次间隔或每组之间没有间隔的练习方法。？连续训练法持续时间较长，没有明显的间隔，因此总的运动负荷较大。但是，练习的强度相对较小且相对恒定，几乎没有变化，通常在强度的 60% 左右波动。锻炼会更轻柔地对身体产生累积刺激。在连续练习期间，内部负荷心率通常应控制在 140-160 次 / 分钟。参加培训的优秀大学生可以达到 160-170 次 / 分钟。

连续练习方法的基本要素是重复练习的方法，时间和强度。在固定方法的情况下，可以相应地调整锻炼的时间和强度。如果运动强度大，可以缩短时间。如果运动强度低，则应适当延长练习时间。

2. 重复练习

重复运动法是指在一定的固定条件下，根据既定的间歇性要求，不改变外部负荷的运动结构和表面数据的方法，使身体完全康复。？重复运动会增强能量物质的新陈代谢，并产生过多的补偿和积聚，有利于有氧耐力的发展。

每次重复锻炼的负荷和强度可以大可小，具体取决于特定的任务和目的。由于每次运动都需要恢复到运动前的原始水平，即心律为 100～120 次/分钟，因此每次运动都可以确保强度处于中，高或极限强度（90%～100）。%）范围。从而有效地提高了生物体的耐力水平。如长期重复运动，强度要比连续运动法稍大，有利于有氧耐力的提高，而强度大于 90% 的运动则有利于无氧耐力的发展。

3. 间歇练习

间歇练习法是指在身体未完全恢复时，按照严格规定的间歇负荷和活动间隔法，在一次练习（或一组）之后进行下一次练习（或一组）的方法。？

间隔锻炼方法的持续时间与锻炼强度之间存在对应关系。强度大，时间短；强度小，时间稍长。心理健康的大学生可以正确地理解环境，可以在环境变化或遇到困难时做出有效反应，不退缩，避免或抱怨他人，并可以与环境特征和自我条件相协调以改变自己或改变以适当的方式实现环境社会适应的目的。

具有良好的人际交往能力和健康的人际关系。在大学的集体生活中，拥有并维持良好的人际关系非常重要。精神健康的大学生愿意与人互动并结交朋友；他们可以在人际交往中保持独立自主和完整的个性，而不是谦虚或霸道；能够客观地评估自己和他人，不顺应潮流以及他人；善于从长处学习，乐于助人和宽容。沟通动机是正确的；能够在人际交流中以适当的方式表达不同的意见，并解决冲突和纠纷。

大学时代是心理断奶的关键时期。心理断奶意味着个人脱离了父母和家庭的监护，完全切断了个人与父母和家庭之间的心理联系的"脐带"，摆脱了家庭依赖性，成为独立的个体，并完成了自我心理世界的建设。当多个发展任务同时落在大学生身上时，不可避免地会发生各种心理冲突。实际上，大学生的心理冲突不是由对与错的判断引起的冲突，而是由选择带来的选择。例如，上学或找到工作只是生活中许多选择中的一种，本质上并不会改变生活的方向。毕业后是否继续学习专业是在实践中再次选择的过程。

至于主动间歇方法，可以使用步行，慢跑，主动体操等。主动休息方法可以"按摩"肌肉中的毛细血管，使血液可以尽快流回心脏，然后重新分布到整个身体。快速清除体内累积的酸性代谢物，以利于下一次练习。

4.改变练习方法

改变练习方法的因素通常包括练习的形式，练习的时间，练习的频率，练习的条件，间隔的时间和方法，负荷等。因素，这个因素的变化会导致对大学生身体的负荷刺激发生变化。因此，改变运动方法的核心是改变运动负荷。

改变练习方法可以增加练习的兴趣和热情。使用时，要注意循序渐进的原则。开始时，各种因素的变化不应太突然，以免身体无法立即适应，从而造成伤害。

上述耐力运动方法基本上是单一类型。在耐力质量实际发展的实践中，经常采用综合锻炼方法。通过各种方法的综合安排，锻炼过程变得越来越有选择性，从而有效地提高了耐力水平。

（二）有氧耐力训练方法

（1）持续训练有氧耐力

①训练强度。简单发展有氧耐力的运动强度相对较小，通常小于最大强度的70%，而有氧代谢是主要的能量供应，运动强度受心率指数控制。

②合适的心率。由于个人耐力水平的发展不平衡，通常通过以下公式计算和确定适合有氧耐力发展的适当心率：

合适的心率＝静息心率＋（最大心率－静息心率）×（60%～70%）

其中：最大心率＝220-年龄

③训练时间。有氧耐力的训练时间应根据个人的训练水平来确定。大学生必须保持至少30分钟或更长时间，经过培训的大学生可以持续1。5到2个小时。时间长了会增加训练负担。如果训练负荷大，则可以改善行程。输出以达到发展有氧耐力的目标。

（2）有氧耐力间歇训练方法

①训练强度。间歇训练的强度应大于连续训练的强度。一般要求是，心率不得超过180次/分钟且不小于140次/分钟。

②间歇时间。当大学生的心率恢复到每分钟120次跳动时，请继续进行下一组运动。但是，在间歇期间应使用主动休息方法，以使血液尽快流回心脏并清除肌肉中积累的酸性物质。

（三）无氧耐力训练方法

（1）糖酵解用于能量无氧耐力训练

①训练强度。一般训练强度应为 80% ～ 90%，或心律应为 180 ～ 190 次 / 分钟，目的是产生更多的乳酸以提高速度耐力水平。②间歇时间。普通练习时间与间隔时间的安排比率约为 1：2。研究表明，逐渐缩短锻炼间隔要比固定间隔好。例如，在第一和第二练习之间休息 7-8 分钟，在第二和第三练习之间休息 5-6 分钟。结果，乳酸持续增加。如果每次运动后休息 4 分钟，乳酸的增加就会减少，甚至血液中的乳酸减少也会在以后发生。这是因为最高的血液乳酸含量没有在运动结束时出现，而是在几分钟后出现。随着锻炼的重复，乳酸的最高含量将逐渐接近训练的终点。练习之间的间隔应该越来越短，因此重复的次数不应太多。如果重复次数太多，休息时间短，则负荷强度会降低，并且无法达到预期的训练目的。

③练习次数。练习的次数和小组的数目都不应该太多，一般的次数是 3 至 4 次，小组的数量是 2 至 4 个小组。大学生可以使用相同的段落练习方法，例如 300 米 ×4 次 ×3 组，也可以采用不同段落的组合练习方法，例如 300 米 ×2 次 + 400 米 ×2 次 + 600 米 ×1 次。运行 1 ～ 2 套。原理是从短距离到长距离。

（2）磷酸能量无氧耐力训练方法

①训练强度。通常，使用 90% -95% 的强度，心率可以达到 180 次 / 分钟以上。这种强度会给人体提供氧气和能量带来很大的困难，舒张期明显缩短，冠状动脉的供血不足，从而提高了人体抵御氧气负担的能力。②练习时间。练习时间为 5 到 15 秒，重复次数为 4 到 6 次。分组的数量取决于大学生的个人情况，但原则是不降低训练强度。

③间歇时间。间隔时间有两种安排，一种是 30 至 60 米的短段，间隔很短，并且该时间为 1 分钟或更短以确保使用 CP 能量；另一种是 100 到 150 米的一段，间隔很长，时间要超过 2 分钟，以确保 CP 能源材料的回收。如果组之间的间隔较长（5 到 7 分钟），则应在该间隔内使用主动休息。

第三节 柔韧素质锻炼

一、灵活性概述

（一）灵活性的概念

柔韧性是指人体关节的运动范围以及跨关节的韧带，肌腱，肌肉，皮肤和其他组织的弹性和可拉伸性。？。在运动的初始阶段，通常只进行徒手的脖子环转和左右颈转弯等运动。可能不安排特殊的颈部锻炼。6个月后，您可以一次选择1到2个动作，每个练习分为2到4组。，每组约10至12次。在没有专用设备的情况下，徒手进行自我抵抗训练是最主要的方法。在6个月至1年后，可以进行举重锻炼（例如负重颈部屈伸），以平衡颈部肌肉和身体肌肉的发育。

男孩们进行肩膀运动以显示肩膀的宽度和力量，使身体形状呈"倒三角形"，并增加身体形状的美感。女孩的肩膀运动可以使肩膀光滑并显示出优美的线条。肩部锻炼应增强肩部肌肉，尤其是三角肌。主要练习包括站立和抬肘，站立侧举，站立前举，弯腰举，俯身鸟，后颈按压，前颈按压，坐姿哑铃，平举和下拉橡皮筋，拉上橡皮筋侧面，站立和耸肩，站立和耸肩等。

将大三角围巾的底部边缘折成两根手指宽度，然后将其放在前额上。将顶部的拐角放在枕头上，然后将两个耳朵的两个底部的拐角包裹到枕头的背面以打一个半结，然后按一下顶部的拐角，然后将其包裹在额头的结上，最后将其包裹在顶部枕骨的背面变平并插入半结。

将大三角头巾的底部和顶部折成一条宽条带，将条带的中部放在患病的肩膀和腋窝下，在患病的肩膀上交叉两端，分别绕着胸部和背部，打结为了避免在结节处受压，在相对的腋窝下方可以将柔软的材料（例如吸收棉）放在腋下。

使用一条小的三角形围巾，将手掌平放在三角形围巾的中间，掌指关节与底边齐平，顶角朝向肘部。然后越过手背的两个下角，绕到手腕以打成半结，然后到手腕的后部打成结，最后将上角折成半结。

（二）灵活性的影响因素

影响柔韧性的因素包括关节周围的肌肉和关节结构，体温和环境温度，年龄和性别以及疲劳状态。

1. 肌肉和韧带组织的弹性

肌肉和韧带组织的弹性不仅取决于男女的性别和年龄特征，还取决于中枢神经系统的兴奋性。

2. 关节的骨骼结构

关节的骨骼结构（继承）与人体的柔韧性有关，是最难改变的因素。尽管运动训练可能会引起骨骼结构的部分变化。

3. 关节周围的组织状况

关节周围的组织体积大小限制了关节的运动，并受到先天性遗传和获得的训练的影响。

（三）柔韧性在体育锻炼中的意义

根据人体的生理解剖学，柔韧性包括四肢和躯干关节的柔韧性。主要关节是：肩膀，肘部，腕部，臀部，膝盖，脚踝和脊椎。柔韧性训练是上述关节柔韧性的锻炼。在运动中，对每个关节的运动范围的要求程度因项目不同而异。但是，关节的全面柔韧性的发展是基础，只有在全面发展的基础上，才能强调该项目所要求的关节柔韧性的重要性。灵活性在掌握和运用各种体育技术中起着重要作用，其具体功能如下：

（1）增加运动范围有利于肌肉力量和速度的发展。

（2）提高关节的柔韧性，增强协调感和运动感，并获得最佳功能水平。

（3）加快掌握动作的过程，有利于技术水平的提高，使技术动作显得轻巧，灵活，协调，准确。

（4）预防和减少伤害事故的发生，延长运动寿命。

（5）柔韧性是选材的重要依据之一。

二、灵活性训练方法

拉伸是开发柔韧性的主要方法。它分为两种类型：动态和静态。伸展有两种形式：主动和被动。具有良好的人际交往能力和健康的人际关系。在大学的集体生活中，拥有并维持良好的人际关系非常重要。精神健康的大学生愿意与人互动并结交朋友；他们可以在人际交往中保持独立自主和完整的个性，而不是谦虚或霸道；能够客观地评估自己和他人，不顺应潮流以及他人；善于从长处学习，乐于助人和宽容。沟通动机是正确的；能够在人际交流中以适当的方式表达不同的意见，并解决冲突和纠纷。

（一）主动或被动静态拉伸方法

主动或被动静态拉伸方法是指缓慢拉伸肌肉，肌腱和韧带等软组织（拉伸至一定程度的酸痛，肿胀和疼痛），然后保持静止，以便拉伸这些软组织。长时间连续刺激。？这种方法可以减少或消除超过关节伸展能力的风险，并防止肌肉拉伤。通常需要将其保持在疼痛，肿胀和疼痛的位置约 10 秒，连续重复 8 至 12 次，并完成 2 至 3 组。

（二）主动或被动动态拉伸方法

主动或被动动态拉伸是指以节奏，更快的速度和逐渐增加的幅度重复动作多次的拉伸方法。其中，主动动态拉伸法是靠自己的力量拉伸；被动动态拉伸方法是依靠同伴的帮助或借助外力的作用，但是外力应与被拉伸的身体部位一致。适应拉伸能力。

在进行主动或被动动态拉伸运动时，力量不应过大，幅度必须从小到大，以避免肌肉拉伤。重复每次练习 5 至 10 次。 在运动的初始阶段，通常只进行徒手的脖子环转和左右颈转弯等运动。可能不安排特殊的颈部锻炼。

总之，大学生进行柔韧性练习时，应该掌握强度，重复次数，套数和间隔时间。应注意以下几点。

①逐渐增加劳累程度，强度应尽可能使身体感到疼痛；

②运动范围旨在尽可能延长韧带和肌肉组织；

③动作速度应以快与慢相结合，以快为主要；

④练习的间隔根据个人的主观感觉来确定；

⑤运动的次数和分组的数量应根据体育锻炼的不同阶段和部位而有所不同。

第四节　速度素质锻炼

一、速度质量概述

（一）速度质量的概念

速度质量是指身体或身体某个部位在最短时间内完成动作的能力。人体的快速运动能力是力量，柔韧性，协调性和敏捷性全面协调发展的结果。它还取决于中枢神经系统的柔韧性和人体的无氧代谢。

（二）速度质量的含义

速度质量是决定运动表现的重要因素。在体育比赛中，某些赛事的表现直接受到速度质量的限制。

（三）速度质量的影响因素

1. 神经激发过程

人体的各种肌肉活动受神经系统控制，其速度与时间有关。反应速度体现在反应时间的长度上，即从接收刺激的传感器到效应器响应所需的时间（传感器越灵敏，各种信号刺激的诱导时间越短）。

2. 肌肉协调

短距离定期运动能否继续保持高速和高频的原因不仅取决于大脑皮层对来自人类受体的信号的高频传入能力，还取决于神经中枢，协同作用和拮抗的肌肉群，以及各个运动部位。协调能力是相关的。

3. 肌肉力量

肌肉力量的发展水平和技术因素是影响运动速度和运动速度的重要因素。

二、速度素质运动的方法

（一）反应速度的实践

1.简单的反应速度练习

（1）完成运动

使用已掌握的完整单个动作或动作组合，以尽快响应突发信号或突发变化，以提高反应能力。

（2）分解练习

由于简单动作反应是通过特定的，有目的的运动动作及其组合来完成的，因此分解练习的使用可以充分利用移动速度对简单反应速度的影响。

（3）改变运动

通过改变练习的形式，大学生可以在变化的环境中完成练习。改变练习形式主要包括两个方面。

2.复杂的反应速度练习

（1）移动目标练习

首先，我们必须注意视觉观察运动物体的实践。通过不同的位置，方向和以不同的速度通过，可以提高这种能力。但是，练习时要注意方向和注意力的分布。

其次，加强对"预测"能力的培养，在视线中预先培养"观察"和"凝视"运动物体的能力，并预先确定运动物体的方向和速度。在改进技术和战术行动的过程中应提高这种能力。

（2）选择练习

根据对手的动作变化做出相应的动作反应，是人体反应与特殊运动紧密结合的一种形式。这种运动具有很高的专业化程度，但对特殊运动的影响非常明显。选择练习的练习内容包括两个部分。

（二）运动速度

运动速度取决于特定的运动。在运动速度锻炼中，具体要求不同，运动速度锻炼的任务和内容也不同。因此，运动速度和运动技术的完善是紧密联系在一起的。此外，移动速度直接受其他品质（例如强度，柔韧性和敏捷性）发展水平的限制。因此，运动速度的锻炼也与其他素质的发展密切相关。运动速度的训练必须通过巩固和提高技术水平以及发展相关的身体素质来实现。

1. 改进技术练习

完美技巧练习是指使用完美运动技巧来提高动作速度。

2. 增加练习难度

增加运动难度主要是为了减少运动的时空界限，并根据具体要求促进运动速度的发展。在小型球场上快速完成练习。由于体育活动的平均速度水平表现和快速运动的完成程度在很大程度上受到特殊活动时间和场地的影响，因此，在运动速度的练习中，练习的时空条件限制，使大学生以最快的速度完成动作，从而提高训练效果。

（三）位移速度的实践

从某种意义上说，位移速度可以看作是人体的一种综合运动能力。

1. 重复练习

（1）练习强度是提高大学生快速运动能力的主要因素。位移速度是极限强度，并且位移速度应以高强度进行练习。强度通常可以控制在90%至95%。在此之前，应安排一些中等强度或较高强度的锻炼来适应。在大强度运动中，大学生应高度集中注意力，最大程度地调动肌肉力量，并增加运动的速度和范围，以达到最高的速度水平。

（2）肌肉放松能力在重复运动中，肌肉在极限力量负荷下完成最快的收缩功能，容易出现疲劳和恢复较慢。因此，在实践中，我们必须注意提高肌肉的放松能力，这是肌肉主动消除疲劳的能力。许多材料表明，放松的能力对速度运动的影响越来越大。

2. 步幅和步幅练习

步幅频率和步幅长度是影响位移速度的两个主要因素。尤其是，步幅频率受肌肉纤维类型和神经活动灵活性的限制，而步幅长度受后踢的长度，柔韧性和技术强度的限制。在这五个因素中，只有柔韧性和反冲技术可以通过训练来改善，而其他三个因素在一定程度上受遗传影响。因此，对于具有一定训练水平的大学生来说，主要是通过增加步幅来提高排量速度。目前，有许多方法可以通过人工条件来提高步幅频率，例如拖拉机，带吊架的前导装置，旋转轨道和惯性轨道。

第五节　灵敏素质锻炼

一、敏感质量概述

（一）敏感性的概念

敏感性是指人体快速改变身体位置，改变动作并适应变化的能力。它是运动中多种运动技能和身体素质的综合表现，并且是更复杂的素质。？

（二）敏感品质的含义

敏感性是协调各种身体能力，提高技术动作质量和创造出色运动成绩的重要条件。它在各种体育赛事中的作用主要有以下两点：

（1）可以确保人们准确，熟练，协调地完成动作，并获得出色的运动成绩。

（2）能够灵活，熟练地击败对手并赢得比赛。

（三）敏感性的影响因素

1. 生理因素

（1）大脑皮层神经元过程的灵活性

基于其综合的运动技能表现出高度的敏感性，这反映在高度发展的大脑皮层分析综合能力中。大脑皮质的分析能力和综合能力在时间和空间上紧密结合。因此，必须以一定顺序研究每个动作。大脑皮质难以概括运动的刺激也可以一定顺序正确反映。出来后，反复多次将形成熟练的动作。

体育实践证明，每项运动都需要某些专门技能（例如篮球传球，运球，投篮；足球传球，运球，闪避，投篮等），只有掌握这些专门技能，然后才能自由使用这项特殊赛事中的优秀运动员。敏感性在于这些运动技能，这些运动技能以动作形式灵活而巧妙地展示出来。因此，您掌握的基本动作和基本技巧越多，您就会越熟练。您不仅可以更快地学习新的动作，而且在使用战术方面也更有创造力，适应变化的能力更强，表现也更高。

（2）运动分析仪的功能

根据肌肉的感觉和空间方向的感觉，大脑皮层可以随着环境的变化调节肌肉的张力，以确保各种协调和精确的运动。在体育锻炼中，一些大学生的脚是柔性的，而有些手是柔性的。这是因为哪些部分经常使用，哪些部分更灵活。

2.疲劳

疲劳会导致中枢神经系统的灵活性和体育活动减少。由于大脑皮层能量供应不足（缺乏 ATP），会产生保护性抑制作用，从而无法发挥肌肉力量，反应缓慢，速度降低，运动不协调等，并且灵敏度大大降低。因此，有必要在进行敏感的优质运动的过程中和之后注意恢复，以及时消除疲劳。兴奋度高，体力高时最好发展敏捷性。

二、锻炼敏感素质的方法

在发展敏捷性的过程中，应该注意的是，提高力量，速度，耐力，柔韧性等是发展敏捷性的基础；在特殊练习的复杂条件下，重复执行与特定练习本质上相似的动作是特殊敏捷的发展。有效的质量手段。发展敏捷性的主要方式包括徒手练习，设备练习，组合练习等。

（一）徒手练习

徒手练习包括单项练习和双重练习。

（1）单项练习：主要有弓步转弯，站立跳，向前和向后滑动，弯跳，飞脚，跳和转，快速向后跑，快速来回跑等练习。

（2）两人练习：主要有两人练习，例如躲避和触摸肩膀，触摸膝盖，通过他人，模仿跑步，碰撞和用力。

（二）设备实习

器械练习包括单项练习和双重练习。

（1）单人练习：主要包括各种形式的个人运球，传球，飞向，颠簸，扔球等练习，单杠吊摆，双杠转跳和跳下，悬挂支撑向前滚和跳越墙杠。，钻栅栏，钻山羊，以及各种球类运动，技术性运动，体操等的个人练习。

（2）两人练习：主要包括运球，接球，盘球时抓球，跳双杠追逐，横杆追逐等多种形式。

（三）组合练习

两个动作组合，三个动作组合和多个动作组合的组合练习。

（1）两种动作的组合练习：主要是跨步→向后跑，后踢跑→圆圈跑，侧翻→前滚，俯卧→膝盖触摸胸部，跳髋→跨步跑，站立俯卧撑→高脚跑到位，等等。

（2）三项动作的组合练习：主要是跨步侧步→滑步→障碍跑，旋风脚→侧手翻转→前滚，弹簧腿→飞脚→潜水前滚，滑跳→跨步跑→转弯周围，滑动和奔跑以及其他练习。

（3）多种运动组合练习：主要是倒立向前滚步→肩膀向后滚动→侧向滚动→跪跳，悬空挥杆→双杠向下跳→钻山羊→在平衡木上行走，跨栏→钻跨栏→跳跨栏→滚动结束，摆动腿部→向后奔跑→向前俯身→站起来进行其他锻炼。

第十章 不同身体素质大学生的体育锻炼指导

在素质教育理念下，大学生的整体素质逐步提高，但身体素质却呈下降趋势。大学生体质下降的问题直接给大学体育运动带来了一定的挑战。因此，当务之急是提高大学生的身体素质。本章从肥胖大学生，体质健康大学生，患病大学生和体位矫正大学生四个方面研究了不同体质大学生的体育锻炼指导。

第一节 肥胖大学生的体育锻炼指导

一、肥胖的影响因素及评价标准

肥胖症是一种严重危害人类健康的疾病。近年来，我国肥胖者的患病率迅速增加。由于营养摄入过多，许多大学生超重。对于某些智力能力较弱的大学生而言，超重和肥胖是他们健康成长的障碍。因此，改善肥胖大学生的身心健康是有效改善大学生整体健康的重要前提。大学生的肥胖通常由身高和体重之间的关系表示。当高度固定时，体重的增加或减少主要取决于体内脂肪的量。因此，在评估大学生是否肥胖时，可以通过体内脂肪量，即脂肪在体重中的百分比来判断。一般来说，一个人的体重与体内脂肪的百分比成正比。换句话说，对于标准体重的人，其体脂比应处于正常水平；对于肥胖的人，体重和体重都应该过量。在医学中，超过标准体重的20%被称为肥胖。有许多计算标准重量的方法。有两种最适合我国大学生的方法：（1）将身高之差（厘米）减去100，再乘以0。9，得出男性标准体重（kg）；以厘米减去100的高度乘以0。85即可得出女孩的标准体重（kg）。（2）从以厘米为单位的高度减去108，得出男孩的标准体重（kg）；从以厘米为单位的高度中减去110，以得到女孩的标准体重（kg）。

标准体重是最理想的体重。但是，它不超过标准体重的 10%。大学生体重仍在正常范围内。大学生应注意定期检查自己的体重。一旦他们超重或倾向于肥胖，就应该进行相应的减肥健身训练。

就肥胖而言，它可以分为单纯性肥胖，继发性肥胖和其他原因引起的肥胖。单纯性肥胖主要是由于营养过剩和活动过少引起的。继发性肥胖主要是由甲状腺功能低下，性腺功能低下和胰岛素分泌过多等疾病引起的，导致脂肪合成旺盛并增加了储存。在少数情况下，水和钠的残留也会导致肥胖。在大学生的肥胖类型中，单纯性肥胖最为常见，可以通过健身和健美运动来有效纠正。本节主要针对大学生单纯性肥胖的运动矫正和干预。当人体摄入的营养大于人体维持生命和活动所消耗的能量时，人体容易产生多余的卡路里，这表现为脂肪层的积累和增厚。用外行的话来说，它的意思是"多吃少消耗"。随着时间的流逝，大学生的身体将越来越肥胖。

近年来，随着社会经济的不断发展，人民生活水平也不断提高，大学生的饮食结构发生了一定变化，导致当前大学生肥胖率上升。尤其是在女大学生群体中，大多数人更喜欢安静且不喜欢参加运动，因为这很容易导致脂肪堆积和肥胖。同时，随着互联网时代的到来，每天都有越来越多的大学生沉迷于互联网。可以说，有很多大学生受手机和电脑控制，大部分学生下课后没有参加体育锻炼。时间基本上是在玩网络游戏。参加户外活动的时间越来越少，这是导致大学生脂肪堆积和肥胖的重要因素。此外，国内外许多研究表明，糖比脂肪更容易引起肥胖。？由于糖易于吸收，并且可以增强胰岛素的分泌，从而促进脂肪合成，从而积累脂肪并导致肥胖。大学生对碳酸饮料和油炸食品的消费也在增加，因此，大量食用糖的学生也容易肥胖。另外，一些学生的饮食方法是错误的，例如减少食物消耗量和进餐次数，但结果是，体内相关酶的活性增强，实际上有助于体内脂肪的合成。。

人体脂肪厚度的增加并非在所有部位都是相同的。根据研究，最容易堆积脂肪的是小腹，其他部分是腹部，背部和侧面胸部，手臂，大腿，脖子和脸颊。大学生的减肥和健美训练也应掌握这一规律，并着重于通常的减肥运动和健美训练。

二、减肥对大学生的现实意义

大学生承受着学术和人际关系的压力。面对日益激烈的就业市场，加上不规则的生活和不科学的饮食习惯，它对身心都产生了巨大影响。目前，肥胖的大学生人数已经开始增加。。一群大学生的肥胖不仅影响个人的体态美，而且容易造成学习，生活和就业方面的困难，更重要的是影响身体健康。在开始阶段，脂肪在腹部，臀部和大腿处积累，然后渗透并扩散到体内，然后逐渐渗透到心脏，肝脏和肾脏等内部器官，从而使所有系统和器官肥胖的人经常超负荷。首先，它影响心脏和血管的活动。肥胖导致高血压，脑血管疾病和冠心病的发生率最高。另外，消化系统疾病和胆结石疾病通常与肥胖有关。实践证明，肥胖者最容易患动脉粥样硬化，抗感染力弱，经常感冒。肥胖的人行动缓慢，容易疲劳，对工作和生活产生不利影响。

基于肥胖症的各种有害影响，全世界都形成了"减肥热"，反映了人们对健康生活的渴望，其动机并不难理解。这正是人们生理，生存和正常心理反应所需要的。但是，有些人，尤其是某些女大学生，不能以科学的态度来治疗减肥。一方面，他们因无法获得美丽的身体，陷入抑郁状态并影响他们的学习和工作而在精神上遭受了折磨。使用"邪恶的方式"在身心上破坏身体。最典型的方法是盲目进食。尽管饮食可以使人暂时减轻体重，但随着时间的流逝，各种疾病也会出现。根据调查，由于大学校园盲目饮食而瘦弱的女孩经常由于营养不良和低脂肪而遭受雌激素缺乏，月经紊乱和内分泌失调的困扰。同时，由于蛋白质摄入不足，也会影响大学生的智力水平，容易导致学习和生活疲劳，各种生理功能下降。或由于铁缺乏引起的贫血，或由于维生素，碘，锌和其他微量元素摄入不足而引起的甲状腺肿，矮小，皮肤病等。此外，身体太瘦弱，容易感染各种传染病。它不仅失去"健康"，也没有"权力"或获得"美丽"。有些人由于长期节食而患厌食症，甚至无法保证他们的生活。

因此，不建议仅仅为了苗条而过度节食。一些肥胖的大学生非常想减肥，但无法抵抗食物的诱惑，因此他们服用会降低食欲和呕吐的药物。有些人甚至长时间服用利尿剂来强迫排尿，这会使身体"收缩"以达到减肥的目的。。他们不知道这些化学物质对内脏器官的伤害很大。同时，由于异常排泄，血糖急剧下降，使身体虚弱。对于想通过节食，节食和药物减肥的大学生来说，很难平衡"健康"，

"力量"和"美容"的多重目标。健康是基础。只有拥有健康的身体，大学生才能展现出青春，活力和魅力，并拥有更健康，更持久的美丽。因此，大学生在参加减肥训练之前，不仅应树立正确的减肥观念，还应采取正确的减肥方法。

三、大学生减肥方法的选择

大学生可以选择多种形式的中等强度的运动，例如跑步，游泳，骑自行车，登山等。然而，在年轻大学生中最受欢迎的是各种健身运动。尽管这些运动形式不同，但它们具有相同的特征：运动强度不高，主要是为了维持体内脂肪的能量供应；时间较长，每次超过 30 分钟，从而使复杂的脂肪供应转换过程更加复杂。保证足够的时间；它具有一定的娱乐性，实用性和适应性，基本上不受运动场馆和设备的限制。一群大学生可以在宿舍里，户外或在家中发展。

（一）有氧运动与减肥

有氧运动是指人体在有足够氧气供应的情况下进行的体育锻炼。即，在运动过程中，人体吸入的氧气等于需求量，达到生理平衡状态。一些外国专家将有氧运动理解为一种特殊的体操。有氧运动的内容可以是瑜伽，拳击，舞蹈，艺术体操，技巧，现代舞或上述项目与田径运动的混合物，并且必须伴有正确的饮食习惯和健康的生活方式。

有氧氧化系统是有氧运动的主要能量供应系统，其主要能源是糖原和脂肪。它可以在持续时间较长的有氧运动中得到充分利用。为了引起人体的热情变化，并使人体按计划消耗卡路里，从而达到减肥的目的。有氧运动还可以改善心脏的工作能力，改善血液循环，提高柔韧性和协调质量，提高力量和速度质量，并且可以使肌肉更有弹性，改善身心状况，并最终使人在生物学上衰老并达到减肥，健康和健身的多重目标。大学生有氧运动的内容主要包括以下几个方面。

1. 热身

热身运动也称为热身运动。其目的是使身体发热，使关节和肌肉得到充分激活，并改善心血管系统，使其能够尽快进入工作状态并达到所需水平。内容可以自由选择，例如伸展体操，自由跳舞，以相同姿势就地跳动，有氧运动等。时间长度可以控制在 3-5 分钟内。冬季在户外可以适当扩展。

2. 有氧运动

这是最基本，最重要的部分。在为大学生选择有氧运动时，可以遵循两个原则：一是在 20 至 30 分钟内保持所需的运动量；二是在 20 至 30 分钟内保持所需的运动量。另一种是选择项目。它符合从业者的兴趣和实际条件，可以保持更长的运动时间。有氧运动的具体内容相当广泛。除了单腿跳，两脚跳和在音乐伴奏下以各种姿势自由跳舞之外，有条件的大学生还可以增加定期运动，例如跑步，游泳，骑自行车和步行。运动时间应保持在 30 分钟左右，运动量应达到规定的标准，即每分钟的脉搏率约为最大心率的 80%。

3. 过渡性锻炼

在约 5 分钟的连续运动过程中，使身体的内部器官得到短暂的缓冲。您可以通过伸展和调节呼吸来做一些体操运动，但是您一定不要中断运动，而应逐渐降低强度，因为对心脏功能的损害不在运动中，而是在运动后发生。这就是为什么喜欢健美操的大学生需要给予足够重视的原因。

4. 力量训练

练习 1：仰卧，弯曲一条腿，同时抬高上半身，用双手握住膝盖，将前额靠在膝盖上，并用左腿和右腿转身。每次做 10 次以上。

练习 2：动作与上面基本相同，除了上身抬起时，右肘触摸左膝盖，左肘触摸右膝盖。

练习 3：仰卧，将膝盖弯曲至胸部，然后将双腿伸直，同时抬起上半身，在左右双腿之间曲折 8 至 10 次，然后弯曲膝盖来放松双腿。开始时进行 3 至 5 次，然后逐渐增加。锯时需要配合上身运动。

5. 组织锻炼

当大学生进行有氧运动时，整个训练过程的脉搏曲线中会有两个峰值，第一个是主要的峰值，总时间约为 50 分钟。有氧运动对减肥的影响取决于时间的长短和脉搏的控制。如果要使您的脉搏达到合适的水平，则应始终在初次训练时测量心率，并弄清休息时和剧烈运动时的心率。然后，在有氧运动中，您的心率应达到最大心率的 80%，并持续 20%。约 30 分钟。一个人的最大心率的计算方法是：平均每个人的心脏每分钟最多可收缩 220 次。该心率随年龄的增长而降低，大约每 1 岁一次，也就是说，一个人的最大心率是 220 减去自己的年龄。例如，一个 20 岁的人的最大心律为 220-20=200 次 / 分钟，然后根据最大负荷确定其适当的训练水平。以 20 岁的大学生为例。如果要达到自己最大心率的 80%，则应为 $200 \times 80\%$ =160 次 / 分钟。

但是，一些专家提出了反对意见。

练习 1：坐在膝盖上，将背部伸直至最大，然后恢复，重复几次。

练习 2：仰卧，伸直双腿和腹部，倒立于肩膀和脖子，然后将脚趾放在地面上，恢复并重复。

练习 3：仰卧，抬起手臂，快速弯曲膝盖和腹部，抬高上半身用双手拥抱膝盖，然后恢复，每 20 秒计算一次练习次数。

练习 4：单杠悬挂在腿上。

练习 5：膝盖弯曲，坐在地上，放低头和胸，向后弯曲，双臂平行于地面，保持 20 到 30 秒，然后恢复坐姿并重复几次。

所选的锻炼计划必须得到医生的批准，并且必须接受医生关于锻炼强度和锻炼时间的建议。

练习后注意放松。最好喝温暖的矿泉水并洗个热水澡。

（二）零件减重

为了达到理想的减肥效果并塑造出健康的身材，练习 7：坐在膝盖上，将背部伸直至最大，然后恢复，重复几次。

练习 1：仰卧，伸直双腿和腹部，倒立于肩膀和脖子，然后将脚趾放在地面上，恢复并重复。

练习 2：仰卧，抬起手臂，快速弯曲膝盖和腹部，抬高上半身用双手拥抱膝盖，然后恢复，每 20 秒计算一次练习次数。

练习 3：单杠悬挂在腿上。

练习 4：膝盖弯曲，坐在地上，放低头和胸，向后弯曲，双臂平行于地面，保持 20 到 30 秒，然后恢复坐姿并重复几次。

1. 腹部减肥训练

（1）动态练习

练习 1：弯曲膝盖并仰卧，将双手平放在旁边，让背部靠近地面，深吸气，然后呼气以抬起上身，使背部形成弧形，大约成 45 度在地面上，重复多次直到您累了为止。

练习2：与上述相同，但是将手放在胸部和肘部或头后面会增加练习的难度。

练习3：仰卧起坐，膝盖弯曲，将双手平放在身体旁边或抬起头，先将上半身向左转，然后再右转第二次，重复该练习。

练习4：仰卧，弯曲一条腿，同时抬高上半身，用双手握住膝盖，将前额靠在膝盖上，并用左腿和右腿转身。每次做10次以上。

练习5：动作与上面基本相同，除了上身抬起时，右肘触摸左膝盖，左肘触摸右膝盖。

练习6：仰卧，将膝盖弯曲至胸部，然后将双腿伸直，同时抬起上半身，在左右双腿之间曲折8至10次，然后弯曲膝盖来放松双腿。开始时进行3至5次，然后逐渐增加。锯时需要配合上身运动。

练习7：坐在膝盖上，将背部伸直至最大，然后恢复，重复几次。

练习8：仰卧，伸直双腿和腹部，倒立于肩膀和脖子，然后将脚趾放在地面上，恢复并重复。

练习9：仰卧，抬起手臂，快速弯曲膝盖和腹部，抬高上半身用双手拥抱膝盖，然后恢复，每20秒计算一次练习次数。

练习10：单杠悬挂在腿上。

（2）静态运动

练习1：膝盖弯曲，坐在地上，放低头和胸，向后弯曲，双臂平行于地面，保持20到30秒，然后恢复坐姿并重复几次。

练习2：仰卧，将手放在身体旁边，使头部，肩膀，背部和臀部着地，利用腹部肌肉将双腿置于45度位置，伸直膝盖和脚趾，保持10-15秒，然后短暂休息。

练习3：单手重物，向侧面弯曲，注意不要弯曲上半身，直到感到疲劳为止。

练习4：跪下并保持，尽力收紧腹部10-15秒，然后放松，重复练习

（3）放松练习

练习1：直接仰卧，放松全身，保持3分钟。

练习2：安静地坐着并呼气；弯曲膝盖坐在脚后跟上，双手平放在大腿上，放松腹部，收紧腹部，同时快速呼气，继续收紧腹部并呼气10秒钟，然后休息，重复此过程。

2. 腰部和臀部的减肥训练

练习 1：用手和膝盖支撑地面，抬起小腿，以膝盖为轴左右扭动臀部和小腿，主要是移动腰部，每侧做 10 次，共三组。

练习 2：仰卧，弯曲膝盖和腹部，将手臂伸向侧面，手掌朝下。向右旋转髋质，使膝关节尽可能地接触地面，同时向左旋转头部，然后做相反的方向，注意呼吸，增加 15 到 30 次。

练习 3：仰卧，膝盖弯曲，双腿稍微分开，双手在你身旁，手掌朝下。吸气，收紧臀部肌肉，使腰部和背部离开地面，仅用肩 blade 骨，手和脚握住它 10 秒钟，然后吸气以恢复原始形状，并逐渐增加至 10 倍以上。

练习 4：与上述相同，但是将一只脚放在另一只腿的膝盖上，用一只腿执行，然后切换到另一只腿。

练习 5：双腿分开坐着，没有任何帮助，依靠一块臀肌的力量完全向前或向后移动。

练习 6：仰卧在肚子上，抬高双腿，将手放在两侧，紧贴腹部上方的地面，吸气并收缩臀部以抬高双腿，保持 1 秒钟，然后放下，重复该练习更换另一条腿之前，应进行 10 次以上的锻炼，并增加每次拉伸腿的 50 次。

练习 7：仰卧在肚子上，弯曲肘部并支撑在地面上，收紧臀部，使腹部离开地面，停顿三秒钟，然后再次站起来，重复 5-10 次。

练习 8：仰卧，用力举起臀部 10-20 秒，然后再做一次，但要保持双腿伸直。

3. 腿部减肥训练

练习 1：大腿坐着站立，双手放在臀部上，上身直立，先抬高右腿，离地面 15-20cm，慢慢移至左腿，但不要触摸地面，立即返回原来的姿势，腿疲劳后改换另一种。

练习 2：坐直站立，拉直一只腿，弯曲一只膝盖，两手叉腰，尽可能地将直腿抬起，停下来再次放下，重复 5 次，然后增加到 10 次，然后切换到另一根腿。抬高腿时，请注意保持上身直立。

练习 3：躺在右侧，双手支撑地面，拉直上身，将左腿弯曲到右腿的前面，然后将右腿向上踢。每条腿做 8 次，逐渐增加，然后切换到另一侧。

练习 4：坐在地面上，抬高左腿，用左手抓住左脚，用右手支撑地面。第一次，尽可能地弯曲右膝盖，第二次以直腿踢，尝试用右脚的脚趾触摸左脚后跟。然后换另一只腿做。

练习5：站立到墙壁约30厘米，然后蹲下坐下，向后倾斜大腿，使其与地面平行，小腿垂直于地面，双手放在大腿上，保持30秒钟以上。两腿之间的距离可以在将来逐渐扩大。

练习6：稍微分开双腿，双手弯曲脚趾，半蹲（膝盖弯曲不到90度），然后拉直双腿，重复。

练习7：用前脚站立在砖头上，用手握住墙，并迅速进行举跟运动；或用脚后跟站立在砖头上，用力抬起脚趾，或用负重锻炼。

第二节　针对大学生群体的体育锻炼指导

一、有氧健身与无氧健身的区别

（一）有氧健身的作用

如果人体运动所需的能量主要是通过氧化反应提供的，那就是有氧运动。在不同强度的负荷下，人体有氧和无氧代谢与能量的比率是不同的。

有氧健身是大学生进行运动和健身时常用的健身方法。该方法可以在足够的环境中进行运动和健身。有氧健身运动时间较长，强度较低。其适应性效果主要体现在以下几个方面。

练习1：仰卧，将手放在身体旁边，使头部，肩膀，背部和臀部着地，利用腹部肌肉将双腿置于45度位置，伸直膝盖和脚趾，保持10-15秒，然后短暂休息。

练习2：单手重物，向侧面弯曲，注意不要弯曲上半身，直到感到疲劳为止。

练习3：跪下并保持，尽力收紧腹部10-15秒，然后放松，重复练习

练习4：直接仰卧，放松全身，保持3分钟。

练习5：安静地坐着并呼气；弯曲膝盖坐在脚后跟上，双手平放在大腿上，放松腹部，收紧腹部，同时快速呼气，继续收紧腹部并呼气10秒钟，然后休息，重复此过程。

练习6：与上述相同，但是将一只脚放在另一只腿的膝盖上，用一只腿执行，然后切换到另一只腿。

长期有氧健身也对糖尿病的防治有很好的效果。研究表明，经常运动的人患糖尿病的风险比不运动的人低20%。此外，在健身过程中，还可以在一定程度上促进胰岛素敏感性的提高，改善内分泌系统的调节。

防治高血压。有氧运动可改善肌肉和血管的张力，使弱小的肌肉和血管变硬，消除张力和负面情绪，缓解张力，减少脂肪沉积，延缓血管硬化，并有效降低血压。

（二）厌氧健身的作用

1. 延缓衰老

长期无氧运动和健身会延迟衰老。研究表明，坚持无氧健身可使一个人的实际生理年龄年轻约6岁。另外，人体25岁以后，最大肌肉力量会逐渐减弱，有规律的力量锻炼可以使人体肌肉处于良好状态。

2. 增强肌肉并塑造身体

无氧健身，尤其是肌肉力量锻炼，可以增加肌肉体积，从而使人体强壮有力，并塑造出健康的身体。

3. 增强骨骼和关节的生理功能

无氧健身可以使骨骼变硬并增加骨骼密度。无氧健身运动可以有效防止骨骼下降。另外，无氧健身还可以促进关节生理的增强。

4. 摄入更多的卡路里，预防肥胖并改善脂肪代谢

无氧健身可以在短时间内消耗更多的能量，多组无氧健身锻炼可以有效地减轻体重。此外，无氧健身还可以促进血液胆固醇的降低并促进心血管系统的健康。

5. 减轻运动器官的伤害和疼痛

与有氧健身相比，无氧健身时间相对较短，可以在一定程度上减轻运动引起的肌肉拉伤。

6. 改善人体碳水化合物的新陈代谢

促进心血管健康，可以预防和帮助治疗糖尿病。力量运动可增加肌肉重量。更多的肌肉组织将增加人体对胰岛素的敏感性，从而更有效地吸收血液中所需的糖并加以利用，降低血糖，并起到预防和治疗2型糖尿病的作用。

7. 增强厌氧能力

通过厌氧健身，可以增强人体的厌氧能力，从而更好地应对厌氧状态。首先，促进 II 型肌纤维向糖酵解亚型的转化；第二，显着增加糖酵解酶（磷酸果糖激酶，磷酸化酶，乳糖酶，脱氢酶）；第三，增加血液中乳酸的最高浓度；第四，减少次最大运动量的血液乳酸浓度；第五，提高血液缓冲能力。

二、科学的健身方法，适合大学生保持健康

在身体健康的过程中，为了达到更好的健身效果，必须了解相应的运动和健身规则，坚持相应的健身原则，提高运动的科学适应性。基本原则包括目的原则，合理负担原则，渐进主义原则，差别待遇原则，系统性原则，全面性原则和长期性原则。在运动和健身中，应坚持并科学地行使这些基本规则。运动健身大学生的基本健身方法如下。

（一）颈部肌肉的健身运动和方法

一个脖子结实的男孩可以表现出他的活力和阳刚之气。女孩的颈部运动可以促进颈部脂肪的消耗并增加女性魅力。

1. 颈部肌肉的常见运动

进行锻炼时，主要锻炼颈部肌肉，如胸锁骨肌，斜方肌，颈阔肌，碎片，头顶和颈背。主要练习包括站立式颈部屈伸，侧面颈部屈伸，仰卧颈部屈伸，俯卧颈部屈伸，俯卧颈部屈伸等。

2. 颈部肌肉运动的建议

在运动的初始阶段，通常只进行徒手的脖子环转和左右颈转弯等运动。可能不安排特殊的颈部锻炼。6 个月后，您可以一次选择 1 到 2 个动作，每个练习分为 2 到 4 组。，每组约 10 至 12 次。在没有专用设备的情况下，徒手进行自我抵抗训练是最主要的方法。在 6 个月至 1 年后，可以进行举重锻炼（例如负重颈部屈伸），以平衡颈部肌肉和身体肌肉的发育。

（二）肩部肌肉的锻炼方法

1. 肩部肌肉的常见锻炼

男孩们进行肩膀运动以显示肩膀的宽度和力量，使身体形状呈"倒三角形"，

并增加身体形状的美感。女孩的肩膀运动可以使肩膀光滑并显示出优美的线条。肩部锻炼应增强肩部肌肉，尤其是三角肌。主要练习包括站立和抬肘，站立侧举，站立前举，弯腰举，俯身鸟，后颈按压，前颈按压，坐姿哑铃，平举和下拉橡皮筋，拉上橡皮筋侧面，站立和耸肩，站立和耸肩等。

2. 肩部肌肉运动建议

在运动开始时，根据运动部位的不同，每个运动可以安排一个动作，并且每个动作可以分为 2 至 3 组。运动 6 个月至 1 年后，每次可以选择两个动作组合，每个动作进行 2 至 4 套；一年后，应根据实际情况选择 3 项动作组合，每周练习 2 次，每个综合小组每次约 8 至 10 组。

男孩和女孩的一般肩部锻炼方法大致相同，但由于锻炼的要求和目的不同，锻炼的重量和量也有所不同。对于想减肥的女孩，健身器材的重量应该更轻一些，次数可以更多，通常每组超过 14 次。对于想要锻炼肌肉的男孩，运动器材的重量应该更大，次数应该少一些，通常每组 8-12 次。在健身运动中，根据肩膀的生理特征，必须在运动中根据不同部位（如肩膀的前，中，后）合理安排每次动作，以使"肩膀"周围的肌肉做运动。

（三）手臂肌肉健身运动方法及方法

1. 手臂肌肉的常见运动

健美运动的手臂应专注于训练三头肌，二头肌和肱肌。主要练习包括站立的后握式卷发，坐式肘部固定式卷发，弯腰式卷发，倾斜的单臂式卷发，单臂式坐式卷发，斜躺式卷发，反向握式上拉，后臂屈伸，仰卧臂屈伸，俯卧臂屈伸，站立的手臂和胸部的屈伸和肘部下垂，仰卧支撑，直臂和后部的上拉以及腕部的屈伸，站立的双手滚动杆，交替的抓锤抓地力等。

2. 手臂肌肉锻炼的建议

手臂肌肉锻炼主要集中在上臂，主要是二头肌和三头肌锻炼，因为在上臂锻炼的过程中，前臂也将获得一定程度的锻炼。对于前臂的屈肌和伸肌，只要适当地安排两次或三个动作，就足以与上臂肌肉协调。手臂锻炼时应注意以下两点。

（1）为了使手臂肌肉发达和对称，在进行双手交替运动和顺序运动（屈肌和伸肌）时，负荷应完全相同。

（2）男孩锻炼的主要目的是锻炼手臂的肌肉并增强手臂的力量。做运动时，应以较重的体重为主要目的，并且运动次数可以减少。女孩子经常运动以增强手臂力量，改善肌肉弹性和减少多余脂肪为目的。运动重量通常是中小重量，运动次数可以更多。当进行系统的锻炼时，锻炼的各个阶段的内容安排如下。

第一个月的锻炼主要是针对主要的肌肉或肌肉群，例如二头肌，三头肌，前臂肌肉等。每个选择一个运动，然后每个运动进行两组运动。

第二个月和第三个月的锻炼应基于上述各种肌肉或肌肉群，每种锻炼应分为三组。

对于第 3 个月到第 6 个月的锻炼，每个肌肉或肌肉组可以选择两个不同的位置或不同的器械运动，并且每个运动应分为 2 至 3 组。

6 个月后，您应根据手臂肌肉的生长情况为每个肌肉或肌肉组选择 2 至 3 个不同的动作，并且每个动作应进行 3 至 4 组，最多不超过 5 组。

锻炼 1 年后，手臂周围通常会明显增加。但是，后臂圆周的生长速度可能会稍慢。为了进一步增强运动效果，应根据实际情况适当增加运动量。

（四）背部肌肉的锻炼方法

1. 背部肌肉的常见锻炼

许多人认为锻炼胸部肌肉也会影响背部肌肉。这种观点是单方面的。在锻炼过程中，尽管胸部锻炼会锻炼背阔肌，但背阔肌的面积却很大。为了充分发展背阔肌，需要一些特殊的练习。如果您在进行胸部锻炼时不注意背阔肌，则可能导致胸廓畸形的发展。因此，在做运动时，应注意胸部肌肉和背部肌肉的联合运动。锻炼背部肌肉的主要练习方法是：将单杠向上拉至脖子后部，用沉重的锤子将颈部下拉至坐姿，俯卧，俯卧划船，两手划船，弯曲硬拉，坐着并保持腹部等。

2. 背部肌肉锻炼的建议

（1）男性背部肌肉锻炼的建议

通常，男孩的背部锻炼应从背阔肌锻炼开始。首先使其厚实并形成良好的身体形状。经过一段时间的锻炼后，根据每个人的背部肌肉发育特点，合理安排关键锻炼部位。锻炼时，通常在 1 个月至一个月内，您可以为每个锻炼选择两个动作，并进行 2 到 3 组。在 3 个月至 1 年内，您可以每次选择 2 至 3 个动作，并进行 5 至 8 组。不论男女，每组促进肌肉发育的最佳运动次数为 8 至 12 次；如果您专注于减少脂肪，数量可能会更多。

（2）女孩背部肌肉锻炼的建议

加强背部肌肉的锻炼对矫正脊柱弯曲和横向弯曲具有良好的塑性作用，并且还可以有效减少背部和腰部的多余脂肪。每个阶段的一般练习安排如下。

首先，在初级阶段，您应该掌握背部锻炼的正确运动要领，并改变背部的形状。其中，第一个月主要是掌握背部锻炼的运动要领。

其次，在第二个月和第三个月改变背部肌肉的形状，以使其形成良好的身体。

第三，从第三个月到第一年的锻炼主要是为了进一步改变背部的肌肉群和形状，锻炼后巩固身体，使肌肉结实而有弹性，并体现女性的"曲线美"。

第四，经过一年的练习，运动应集中在加强背部关键肌肉群上。此外，在运动的每个阶段，都要注意背部肌肉群的平均发育。

第三节　对有病大学生的体育锻炼指导

一、大学生颈椎病的运动康复与健身指导

练习1：双腿分开坐着，没有任何帮助，依靠一块臀肌的力量完全向前或向后移动。

练习2：仰卧在肚子上，抬高双腿，将手放在两侧，紧贴腹部上方的地面，吸气并收缩臀部以抬高双腿，保持1秒钟，然后放下，重复该练习更换另一条腿之前，应进行10次以上的锻炼，并增加每次拉伸腿的50次。

（一）颈椎牵引

练习1：仰卧在肚子上，弯曲肘部并支撑在地面上，收紧臀部，使腹部离开地面，停顿三秒钟，然后再次站起来，重复5-10次。

练习2：仰卧，用力举起臀部10-20秒，然后再做一次，但要保持双腿伸直。

练习3：大腿坐着站立，双手放在臀部上，上身直立，先抬高右腿，离地面15-20cm，慢慢移至左腿，但不要触摸地面，立即返回原来的姿势，腿疲劳后改换另一种。

练习4：坐直站立，拉直一只腿，弯曲一只膝盖，两手叉腰，尽可能地将直

腿抬起，停下来再次放下，重复 5 次，然后增加到 10 次，然后切换到另一根腿。抬高腿时，请注意保持上身直立。

（二）体操

1. 头部屈曲练习

病人双手自然地站立。将头最大程度地弯曲到左侧，然后向右弯曲，不旋转，共进行 30 次

2. 颈部打圈练习

患者采取坐姿，放松头部和颈部，自然呼吸。从小到大慢慢地做脖子旋转。顺时针和逆时针交替，并连续 20 圈。

3. 双手抱着天空练习

患者自然站立，双手交叉在胸前，手掌向上；同时，颈部完全向前弯曲，下巴接触胸部，并且可以看到手掌。慢慢抬起头，同时将手掌向上转动并伸展到最大程度，手掌向上，看着手背。做 30 次。每天早晚练习一次。

4. 头颈旋转练习

患者自然站立，双手放在臀部，头部和颈部交替向左和向右旋转。运动应缓慢而稳定，幅度应尽可能宽，并且眼睛应向后看。每侧转动 50 次。

5. 低头练习

病人双手叉腰自然站立。向后倾斜头和脖子，看着天空，并逐渐增加振幅；然后低头看地面。交替抬起头和放低头，动作应缓慢，每次做 0 次。

（三）健康按摩

1. 捏合练习

从顶部到底部以螺旋形按摩患者拇指另一侧的颈部肌肉。双手交替，从轻到重。按摩时间为 1 至 2 分钟。

2. 针灸实践

病人用轻至重的力用两只拇指按压丰池穴和颈部肌肉的疼痛点。按住片刻，然后放松。练习时间持续 1 到 2 分钟。

3. 捏练习

病人用拇指和四个手指的合力从上到下抬起并捏住脖子后方的肌肉，以放松身心。重复练习 6 至 10 次。

二、对神经系统疾病大学生的运动康复和健身指导

（一）神经衰弱的康复运动疗法

1. 散步，慢跑

在运动的初始阶段，通常只进行徒手的脖子环转和左右颈转弯等运动。可能不安排特殊的颈部锻炼。6 个月后，您可以一次选择 1 到 2 个动作，每个练习分为 2 到 4 组。，每组约 10 可以减慢跑步速度，或者可以采用其他步行和跑步方法进行健身运动。

2. 太极拳

太极拳对神经衰弱也有重要作用。神经衰弱患者应特别注意静态（精神安宁），放松（全身放松）和缓慢（慢速运动）三个字符的提示，以便获得更理想的效果。

3. 加强

至 12 次。在没有专用设备的情况下，徒手进行自我抵抗训练是最主要的方法。在 6 个月至 1 年后，可以进行举重锻炼（例如负重颈部屈伸），以平衡颈部肌肉和身体肌肉的发育。（2）肩部肌肉的锻炼方法

4. 其他运动康复方法

其他运动康复方法，例如八段锦，无线电体操，医学体操等，或少量运动的球类运动。体力较弱的神经衰弱患者可以通过爬，游泳，划船等方式进行运动康复锻炼，或者在户外进行适当的体力劳动以进行运动康复。

（二）失眠康复运动疗法

现代人承受着巨大的压力，失眠是一种易感疾病。就学生而言，他们面临更大的学习压力，并且在即将进入社会时还伴有一定的焦虑，并且容易失眠。失眠的主要原因是大脑皮层的抑制功能减弱和兴奋过程的增强。失眠是神经衰弱的常见症状，但是有失眠症状的人不一定患有神经衰弱。失眠患者应首先找出失眠的原因，然后根据具体情况采取物理疗法或药物治疗。

1. 睡前做适当的健身运动

失眠患者可以在睡觉前散步 15-20 分钟，或做太极拳 10-15 分钟。然后用温水洗脸并将脚浸入温水中 10-15 分钟。感到平静时上床睡觉。

2. "干浴"按摩

失眠患者入睡前，应平躺或盘腿，进行全身按摩。首先，用双手轻轻按摩脸，然后用左右手交替按摩左臂和右臂，然后用双手轻轻并缓慢地抚摸胸部和腹部。按摩脚底，即涌泉穴。疲倦和嗜睡通常在 10 分钟左右出现。如果您无法入睡，请再次重复全身按摩。

3. 预防失眠的"十二字法"

进行体育锻炼，穴位按摩，呼吸和入睡是预防和治疗失眠的"十二字法"。

（1）体育活动

此方法要求患者在入睡前 10-15 分钟进行简单的动作，例如四肢和身体的缓慢，缓慢的起伏，左右旋转，前后伸展和弯曲。

（2）穴位按摩

此方法需要患者用手掌在胸部和腹部按摩中福，中 wan 和丹田，然后在颈部按摩宜丰，睡眠和风池穴；然后按摩腰部，揉搓双手并分别擦拭 20-30 次。

（3）呼吸和入睡

完成上述活动后，患者的身体开始变得安静疲劳，此时您可以上床睡觉了。最好躺在右侧，然后将手放在胸前。呼吸均匀，打开和关闭拇指和食指。行动（吸气时打开，呼气时关闭）。一段时间后，您可以逐渐入睡。

第四节　矫正大学生的体育锻炼指导

一、大学生的脊柱侧弯矫正与健身

（一）大学生脊柱侧弯的成因与危害

脊柱是人体的中心，从上到下连接人体。从人体的侧面解剖图中可以看出，人体的脊柱不是完全垂直，而是每个节段都具有正常的生理曲折，但是该曲率仅限于人体的侧脊柱的投影。。从背面看，脊椎完全垂直。脊柱侧弯是指人的脊柱向左或向右弯曲。

脊柱侧弯是一种脊柱畸形。当病人脱下衣服时，弯曲会很明显。在轻度情况下，肩膀的高度不相等，腰部不对称；在严重的情况下，从胸部，胸腰到腰部的脊柱向一侧弯曲，背部在同一侧抬高，并且胸部塌陷。在严重的情况下，它会影响心肺功能和内部器官功能。

在脊柱侧弯的早期阶段，矫正运动的效果最为显着，因为此时骨骼和韧带尚未发生异常变化。一旦长时间发生脊柱侧弯，一侧的肌肉和韧带就会松弛，而另一侧则是萎缩。不像开始时那样快。一旦脊柱侧弯很长，脊柱本身经常会变形，使矫正更加困难。但是，如果您可以长时间继续进行矫正运动，则仍然可以防止脊柱侧弯的再发展，并使脊柱变直。

（二）大学生脊柱侧弯矫正与健身方法

脊柱矫正体操是纠正大学生脊柱侧弯的一种更常用的方法。一群已经患有不同程度（不是严重的脊柱侧弯）的大学生可以通过长期坚持进行脊柱矫正体操来预防和缓解脊柱侧弯。小组脊柱侧弯矫正技术的功能是增强脊柱突出侧的肌肉，并逐渐拉直脊柱侧弯脊柱。这是一组简单的脊柱侧弯矫正体操。

1. 躺在你的背上

（1）准备姿势：仰卧，左手向上伸展，右手向下伸展。

（2）锻炼的要点：保持胸部高高，同时抬起肩膀，放下时吸气和呼气。

2. 躺在你的背上

（1）准备姿势：仰卧，左手向上伸展，右手向下伸展。

（2）练习要领：伸直右腿并将其抬高约 60°，放下时呼气并吸气。

3. 仰卧

（1）准备位置：仰卧，左手向上伸展，右手向下伸展，但右下肢弯曲，脚踩在床（垫）表面上。

（2）练习要领：放下腰部和臀部，吸气，放下时呼气

4. 弯曲在你的身边

（1）准备位置：躺在左侧，左手向上伸展，右手向下伸展。

（2）练习要领：抬高头，肩和胸，呼气，放低时吸气。

5. 侧卧抬腿

（1）准备位置：躺在左侧，左手向上伸展，右手向下伸展。

（2）练习要领：伸直并抬起右腿，同时呼气，放低时吸气。

6. 躺在你的肚子上

（1）准备姿势：仰卧在肚子上，左手向上伸展，右手向下伸展。

（2）练习要领：抬起头，肩膀，上胸部和左手，降低时吸气和呼气。

7. 俯卧撑腿

（1）准备姿势：仰卧在肚子上，左手向上伸展，右手向下伸展。

（2）练习要领：伸直右腿并吸气，放下时呼气。

8. 俯卧

（1）准备姿势：仰卧在肚子上，左手向上伸展，右手向下伸展。

（2）练习要领：抬起头，肩膀，上胸部和左手，同时伸直并抬高右下肢，放低时吸气和呼气。

上述一组矫正练习的第一部分和第六部分对胸椎有较大影响；第 2、3、5 和 7 节对腰椎的影响更大；第四部分全面锻炼躯干在肌肉的右侧，第八部分结合了第六部分和第七部分的运动。这两个动作比较困难，效果更强。做运动时，动作应缓慢而平稳。每个动作进行 3 到 5 秒，在每个部分重复两个 8 拍，然后逐渐增加以重复 4 个 8 拍。您可以在每个部分的中间休息。如果您身体强壮并且不太疲倦，可以进行全套运动，则可以选择在完成某些运动后停下来 10-30 秒，以增加运动量并改善矫正效果。这项运动必须每天进行一次，通常持续数月至数年，才能获得效果。

二、大学生肩部缺损的体能矫正

（一）高低肩矫正健身技术

肩膀的高度是两个肩膀之间的高度差。对于大学生而言，肩膀高低的主要原因是他们经常将书包和背包放在肩膀的同一侧，导致一个肩膀关节周围的软组织长时间处于紧张状态，最终形成高低的肩膀。适应度校正方法如下。

1. 镜子哑铃练习

面对镜子，两脚分开与肩同宽站立，上半身直立。两只手的哑铃都垂在身体的一侧。然后吸气，水平举起双手，观察肩膀是否与地面平行，然后呼气并放低以恢复原状。重复 10 到 12 次，共 3 组。

2. 肩部抬高练习

站立，双脚分开与肩同宽，上半身直立。倾斜举起双手，在下肩的一侧进行10 次提拉运动，然后在另一侧自然进行提拉运动，然后对双肩进行 10 次提拉和下沉运动，重复 4 套。

3. 悬垂练习

回到肋骨，双手悬吊握住杠铃，女孩弯曲膝盖和腹部，将腿抬至大腿水平，男孩抬起直腿至水平，控制 15-20 秒，重复 3 套。

4. 双杠屈伸练习

用双臂支撑双杠，并在他人的协助下进行向上和向下的屈伸练习。要求：保持身体直立，防止来回，左右摇摆，弯曲和伸展，每组动作做 10-15 次，总共练习 4 组。

5. 倒立练习

在其他人的帮助下，倒立在墙上，要求身体直立，双手均匀使用，每次停留30 至 60 秒，总共练习 5 次。

6. 单臂侧举练习

站立，双脚分开与肩同宽，上半身直立。举哑铃或重物放在下肩侧，举起一只手臂，另一只手叉腰。重复 15-20 次，共 4 组。

7. 两臂圈练习

水平抬高双臂，并交替向内和向外盘旋。从向外的小圆圈开始，然后圈出中间的圆圈，直到圈出大圆圈。这项运动可以增加肩膀和手臂肌肉的力量。

（二）滑肩矫正健身技巧

湿滑的肩膀也被称为"悬垂的肩膀"，这意味着肩膀和脖子之间的角度相对较大。正常男人的脖子和肩膀之间的角度是 95° 〜 110° ，而女性则是 100° 〜 120° 。零件与颈部之间的角度大于上述的滑肩角度。肩膀滑倒的主要原因是肩 the 骨和肩 cap 骨周围附着的肌肉群（如三角肌，胸大肌，背阔肌，斜方肌等）发育不全，导致锁骨和肩 s 骨远端下垂。滑肩。校正适应度技术如下。

1. 侧举练习

双脚分开与肩同宽站立，双手和拳头向前握哑铃或重物，并垂下。立即吸气，握住哑铃并将其举至两侧，手臂放在肩膀上时暂停 3 至 4 秒钟，然后呼气。握住哑铃并慢慢降低到身体一侧，重复 10 到 12 次，练习 3 套。

2. 握住设备弯曲并抬起肘部

双手张开站立，双手向身体两侧举起重物或哑铃。吸气时，双手弯曲并握住肘部举起哑铃，直至上臂与地面平行，停顿 2 至 3 秒钟，然后呼气并按住铃铛，慢慢放下并恢复至接近您的身体，练习 8-10 次，共练习 4 组。

3. 打开肘部俯卧撑练习

开放式俯卧撑，即具有两个肘部和肩膀且水平线的俯卧撑，每组 10 到 15 次，共 3 组。练习早晚。

4. 倒立手臂屈伸运动

在他人的帮助下，在体操框架上进行上下颠倒的屈伸运动，帮助者用双手支撑锻炼者腿部的外侧，并根据锻炼者的手臂力量确定给予的帮助量，最终帮助他完成屈伸练习。当然，请确保医生的身体姿势是直立的，并且不会晃动。重复 7-10 次，共 3 组。

5. 坐姿压脖子练习

坐着站着，握紧哑铃，将其放在胸口。保持上半身伸直，收紧和紧腰。然后吸气，握住哑铃并垂直向上推直到手臂完全伸直。控制 2~3 秒；再次呼气，缓慢降低以恢复，重复 10-12 次，练习 3 套。

6. 侧拉橡皮筋练习

用双腿来回站立，用手拉动橡皮筋的两端（橡皮筋穿过肋骨并绑在肋骨上）。使上半身保持胸部，腹部和腰部的姿势。将橡皮筋水平拉到身体后面，以将其平放在胸部前方。控制 2 到 3 秒钟，然后呼气，手臂返回。重复练习 15-20 次，共 4 组。

参考文献

[1] 周胜。大学生体质健康指南 [M]。北京：中国广播影视出版社，2020。

[2] 孙强。大学生体育健康与体质管理研究 [M]。北京：人民体育出版社，2020。

[3] 张岚。大学生体育与健康理论研究 [M]。北京：原子能出版社，2020。

[4] 李庄，叶祥文，王红霞。大学生体育与健康 [M]。西安：西安电子科技大学出版社，2020。

[5] 卢澎涛。大学生体质健康发展与促进 [M]。北京：中国农业出版社，2019。

[6] 何春刚。大学生健康体质管理研究 [M]。长春：吉林科学技术出版社，2019。

[7] 康云娜。大学生体质健康与运动处方研究 [M]。北京：中国农业出版社，2018。

[8] 冀文。大学生体育健康与体质管理 [M]。长春：吉林人民出版社，2018。

[9] 孙丽娜。大学生体育与健康研究 [M]。北京：煤炭工业出版社，2018。

[10] 易礼舟，戴彬。大学生体育与健康 [M]。重庆：重庆大学出版社，2018。

[11] 朱敏。当代大学生体质健康与促进 [M]。延吉：延边大学出版社，2017。

[12] 彭玉林。大学生运动与健康促进研究 [M]。北京：中国经济出版社，2017。

[13] 罗奇。大学生体质健康管理 [M]。北京：知识产权出版社，2016。

[14] 王祺，曾永忠，王林霞。大学生体质与健康 [M]。长春：吉林大学出版社，2016。

[15] 曹庆雷。大学生体质健康测试评价与实践 [M]。长春：吉林大学出版社，2016。

[16] 余岚。大学生个性化体质健康促进研究 [M]。南昌：江西高校出版社，2014。

[17] 孙扬。高校大学生运动损伤防护与急救 [M]。北京：首都经济贸易大学出版社，2015。

[18] 栾朝霞。大学生常见运动损伤的预防与处理 [M]。北京：北京工业大学出版社，2019。

[19] 王玲，李平斌。大学生体能实训指导与运动伤病防护 [M]。武汉：武汉大学出版社，2019。

[20] 司玉灿，姚霖，陈阁。运动伤病防治 [M]。西安：陕西科学技术出版社，2016。

[21] 曹海燕，陆建勋。运动伤病理论与防治方法研究 [M]。北京：中国原子能出版社，2016。

[22] 王安利。运动医学 [M]。北京：人民体育出版社，2008。

[23] 李世昌。运动解剖学 [M]。2 版。北京：高等教育出版社，2010。